Cuidados

de enfermería

en

Anestesia

La guía completa

ALEXANDRE CAREWELL

Índice

« *El enfermero anestesista no es sólo un técnico de fármacos y máquinas; por encima de todo, es un guardián vigilante del sueño del paciente y un pilar esencial de confianza en el quirófano.* »

Capítulo 1

INTRODUCCIÓN A LA ANESTESIA

Historia y desarrollo de la anestesia

En el corazón del desarrollo médico, la historia de la anestesia es a la vez fascinante y crucial. Es testigo de la incesante búsqueda de la humanidad por aliviar el dolor, transformando innumerables procedimientos quirúrgicos de tormentos insoportables en intervenciones tolerables, incluso imperceptibles.

Los orígenes de la anestesia se remontan a la antigüedad, mucho antes de que existiera el propio término. Las primeras civilizaciones utilizaban pociones a base de hierbas y opiáceos para dormir a los pacientes durante las intervenciones quirúrgicas. Los egipcios, por ejemplo, utilizaban extractos de opio y mandrágora. Los chinos utilizaban la acupuntura para adormecer ciertas partes del cuerpo.

Pero fue en el siglo XIX cuando la anestesia experimentó un verdadero punto de inflexión. En 1846, el mundo de la medicina se vio sacudido cuando un dentista estadounidense llamado William Morton demostró públicamente el uso con éxito del éter para dormir a un paciente durante una extracción dental en Boston. Esta demostración abrió la puerta a la rápida adopción del éter en todo el mundo.

Sin embargo, el éter no estaba exento de inconvenientes. Era inflamable, tenía un olor desagradable y podía provocar náuseas. Poco después se introdujeron otros agentes, como el cloroformo. El cloroformo ganó popularidad tras ser utilizado para aliviar el dolor del parto por la reina Victoria en 1853. A pesar de su popularidad, tenía sus propios riesgos, entre ellos la toxicidad cardiaca.

A finales del siglo XIX y principios del XX, se lograron avances significativos con el descubrimiento de la cocaína como anestésico local y la introducción del óxido nitroso, que aún se utiliza hoy en día. Al mismo tiempo, el desarrollo de las técnicas de intubación dio a los anestesistas la capacidad de mantener abiertas las vías respiratorias, lo que cambió el panorama de la cirugía más compleja y de los pacientes de alto riesgo.

A medida que avanzaba la ciencia, la anestesia evolucionó con la llegada de los barbitúricos, las benzodiacepinas y otros agentes intravenosos. El siglo XX fue testigo del auge de la monitorización electrónica del paciente, que permitió a los anestesistas controlar el corazón, la presión sanguínea, la oxigenación y otros parámetros vitales en tiempo real, aumentando así la seguridad del paciente.

La historia de la anestesia es un reflejo de la capacidad humana para innovar ante los retos. Es la historia de la perseverancia, el valor y el ingenio. Gracias a estos avances, cirugías que antes eran fatales o imposibles se han convertido en habituales, dando una nueva vida a millones de personas. Y de cara al futuro, con tecnologías como la inteligencia artificial y la anestesia personalizada, las próximas páginas de esta historia serán sin duda igual o más revolucionarias.

Funciones y responsabilidades la enfermera anestesista

La enfermera anestesista, figura central del quirófano, desempeña un papel crucial para garantizar el bienestar y la seguridad de los pacientes antes, durante y después de la intervención quirúrgica. Con una formación específica, profunda y rigurosa, son el vínculo esencial entre el paciente, el equipo quirúrgico y la anestesiología.

Antes de la operación :
Una de las primeras funciones del enfermero anestesista es la evaluación preanestésica. Se reúne con el paciente, elabora su historial médico, cualquier alergia, la medicación actual y cualquier otra información relevante para anticipar y prevenir posibles complicaciones. Esta etapa también brinda la oportunidad de tranquilizar al paciente, abordar cualquier temor y establecer una relación de confianza.

También es responsable de preparar los medicamentos y el equipo necesarios para la anestesia, asegurándose de que todo esté listo y en orden para la operación.

Durante la intervención :
Cuando el paciente está en el quirófano, la enfermera anestesista suele ser la que administra la anestesia, ya sea general, regional o local. Durante toda la operación, controlan constantemente los parámetros vitales del paciente -como la frecuencia cardiaca, la tensión arterial, la saturación de oxígeno y la temperatura- y ajustan la anestesia en consecuencia para garantizar un estado estable.

También colabora estrechamente con el cirujano y el equipo médico, informando de cualquier cambio o anomalía e interviniendo rápidamente en caso de complicaciones.

Después de la intervención :
Una vez finalizada la intervención, la enfermera anestesista desempeña un papel fundamental en la recuperación del paciente. Se aseguran de que el paciente se despierta sin problemas, controlan cualquier efecto secundario de la anestesia y gestionan el dolor postoperatorio. El anestesista es a menudo la primera cara que ve el paciente tras la operación, ofreciéndole tranquilidad e información sobre la operación.

Responsabilidades adicionales :
Además de estas funciones esenciales, el enfermero anestesista también puede ser responsable de la formación de estudiantes y de nuevo personal, de realizar investigaciones para mejorar las técnicas anestésicas y de participar en los comités del hospital para garantizar un alto nivel de cuidados y seguridad.

La enfermera anestesista es un centinela de la seguridad del paciente, un pilar del mundo quirúrgico, que combina habilidades técnicas, profundos conocimientos médicos y compasión. Su presencia tranquilizadora y su experiencia garantizan que, en el complejo y siempre cambiante mundo de la anestesia, cada paciente reciba unos cuidados de la máxima calidad.

Características principales
una enfermera anestesista eficiente

Las enfermeras anestesistas tienen una gran responsabilidad como parte del equipo médico. Para desempeñar esta función de forma competente y garantizar la seguridad y el bienestar de los pacientes, deben poseer una combinación única de cualidades profesionales, interpersonales y emocionales. He aquí las características clave de una enfermera anestesista eficaz:

Experiencia clínica: En el corazón de la profesión, es esencial un sólido conocimiento de los principios, fármacos y técnicas anestésicas. La capacidad de tomar decisiones rápidas basadas en esta pericia es crucial.

Atención a los detalles: Al administrar anestésicos, una pequeña variación en la dosis o una omisión en la evaluación del paciente pueden tener consecuencias importantes. Por lo tanto, es esencial tener un buen ojo para los detalles.

Capacidad de comunicación: La enfermera anestesista debe ser capaz de comunicarse eficazmente con los pacientes, las familias y el equipo médico. Deben explicar los procedimientos de forma clara y tranquilizadora, al tiempo que son capaces de escuchar activamente.

Calma bajo presión: En el quirófano pueden surgir situaciones imprevistas en cualquier momento. La capacidad de mantener la calma, pensar con lógica y actuar con rapidez es fundamental.

Empatía: Comprender y compartir los sentimientos de los demás, en particular de los pacientes ansiosos o asustados, ayuda a generar confianza y a garantizar una mejor experiencia del paciente.

Adaptabilidad: La medicina es un campo en constante evolución. Una enfermera anestesista eficaz está dispuesta a adaptarse a las nuevas técnicas, tecnologías y prácticas para proporcionar los mejores cuidados posibles.

Espíritu de equipo: Trabajar en sinergia con cirujanos, enfermeras, técnicos y otros profesionales sanitarios es esencial para garantizar la seguridad y eficacia de un procedimiento.

Capacidad para resolver problemas: Cuando se enfrenta a retos o complicaciones inesperadas, una enfermera anestesista debe ser capaz de pensar de forma creativa y crítica para encontrar soluciones.

Integridad profesional: Cumplir una ética médica estricta, respetar la confidencialidad y actuar siempre en el mejor interés del paciente son cualidades fundamentales.

Compromiso continuo con el aprendizaje: La medicina avanza a pasos agigantados. Una enfermera anestesista eficaz busca constantemente oportunidades de formación continua para mantenerse a la vanguardia de su campo.

Al combinar estas características, la enfermera anestesista no sólo es una experta en anestesiología, sino también una defensora, educadora y aliada esencial para cada paciente con el que se encuentra. Estas cualidades, cuando se cultivan y perfeccionan, marcan la diferencia entre un profesional competente y uno excepcional.

Capítulo 2

FUNDAMENTOS DE LA ANESTESIA

Tipos de anestesia:
general, local, regional

Controlar el dolor y la consciencia durante los procedimientos médicos es la esencia de la anestesiología. Dependiendo de la naturaleza del procedimiento y del estado del paciente, se utilizan distintos tipos de anestesia. Cada uno tiene sus propias ventajas, aplicaciones específicas y consideraciones. Exploremos juntos estos tipos de anestesia.

- Anestesia general :
    - **Descripción**: La anestesia general coloca al paciente en un estado de profunda inconsciencia. Durante este estado, el paciente no siente dolor y no recuerda nada del procedimiento.
    - **Método de administración**: Puede administrarse por inhalación (gases anestésicos) o por inyección intravenosa. A menudo se utiliza una combinación de ambas.
    - **Uso**: Se utiliza habitualmente en intervenciones quirúrgicas mayores, como las torácicas, abdominales o cardíacas.
    - **Consideraciones**: La monitorización de los parámetros vitales es esencial. La intubación puede ser necesaria para proteger las vías respiratorias y asegurar una ventilación adecuada.
- Anestesia local :
    - **Descripción**: La anestesia local adormece una pequeña zona específica del cuerpo, dejando al paciente plenamente consciente.
    - **Método de administración**: Suele administrarse mediante inyección directa en la zona quirúrgica.

Uso: Se utiliza normalmente para procedimientos menores como la extracción de un diente, la extirpación de un lunar o el tratamiento de una pequeña lesión cutánea.

Consideraciones: El paciente puede sentir presión o movimiento, pero no dolor. Puede sentir un ligero hormigueo o sensación de quemazón durante la inyección.

Anestesia regional :

Descripción: adormece una zona más amplia del cuerpo, como una extremidad entera o la parte inferior del cuerpo.

Método de administración :

Bloqueo del plexo **nervioso**: El anestésico se inyecta cerca de un plexo nervioso, afectando a una región del cuerpo como el brazo.

Anestesia espinal: El anestésico se inyecta en el líquido cefalorraquídeo que rodea la médula espinal, adormeciendo la parte inferior del cuerpo.

Peridural: Similar a la anestesia raquídea, pero el anestésico se inyecta en el espacio epidural que rodea la médula espinal.

Utilización: Se utiliza a menudo para el parto (epidural), la cirugía de las extremidades o las operaciones en el bajo vientre o la pelvis.

Consideraciones: El paciente permanece consciente, pero la zona anestesiada es insensible al dolor. En algunos casos, pueden administrarse sedantes para relajar al paciente.

Cada uno de estos tipos de anestesia ofrece ventajas específicas según el procedimiento y las necesidades del paciente. La elección depende de muchos factores, como la naturaleza del procedimiento, el estado de salud del paciente y, a veces, la propia preferencia del paciente. En todos los casos, el objetivo principal es garantizar la seguridad y la comodidad del paciente durante toda la operación.

Principios de farmacología en anestesia

La farmacología es un pilar esencial de la anestesia. El dominio de los fármacos, sus efectos e interacciones es fundamental para garantizar la seguridad y eficacia de la anestesia. He aquí una visión general de los principios clave de la farmacología en anestesia:

- Farmacocinética :
  - **Absorción**: ¿Cómo entra el medicamento en el organismo? Por ejemplo, los medicamentos inhalados pueden ser absorbidos rápidamente por los pulmones.
  - **Distribución**: Una vez en el organismo, ¿cómo se distribuye el fármaco a los distintos tejidos?
  - **Metabolismo**: ¿Cómo se transforma o descompone el fármaco, normalmente en el hígado?
  - **Eliminación**: ¿Cómo se elimina el fármaco del organismo, a menudo por vía renal o respiratoria?
- Farmacodinámica :
  - Describe el efecto del fármaco en el organismo. ¿Cómo actúa a nivel celular o molecular? Por ejemplo, algunos fármacos actúan bloqueando los canales iónicos de las células nerviosas, impidiendo así la transmisión del dolor.

Agentes inductores :

Son los fármacos utilizados para inducir la anestesia general. Pueden administrarse por vía intravenosa o por inhalación.

Agentes de mantenimiento :

Una vez que el paciente está anestesiado, estos fármacos mantienen el estado de inconsciencia. Pueden incluir gases inhalados como el sevoflurano o fármacos administrados por infusión continua.

Analgésicos :

Estos fármacos se utilizan para controlar y reducir el dolor. Incluyen opiáceos como el fentanilo o la morfina y no opiáceos como el paracetamol.

Bloqueantes neuromusculares :

Utilizados para inducir la relajación muscular, estos agentes suelen emplearse durante operaciones que requieren una inmovilización completa.

Agentes de reversión :

Estos fármacos se utilizan para revertir los efectos de otros agentes, como los bloqueantes neuromusculares.

Vasoactivos :

Estos agentes afectan al tono vascular, la presión arterial y la contractilidad cardiaca. Se utilizan para apoyar la función cardiovascular durante la anestesia.

Sedantes y tranquilizantes :

Se utiliza para relajar y sedar a los pacientes antes y, a veces, después de una intervención quirúrgica.

Consideraciones especiales :

Las interacciones entre medicamentos, las alergias, las variaciones genéticas y las afecciones médicas pueden influir en la forma en que un paciente reacciona a un fármaco. El conocimiento y la vigilancia son esenciales.

La farmacología en anestesia es un campo vasto y complejo. Cada fármaco tiene características únicas e interactúa de forma diferente con el organismo. Un conocimiento profundo de estos principios permite al anestesista elegir y administrar los fármacos de forma que se optimicen los cuidados al tiempo que se minimizan los riesgos.

Monitorización del paciente bajo anestesia

La anestesia, aunque rutinaria en muchas operaciones, es un procedimiento delicado que requiere una estrecha vigilancia del paciente. La monitorización durante la anestesia es esencial para garantizar la seguridad del paciente, detectar a tiempo las complicaciones y orientar la actuación del anestesista. He aquí una visión general de los elementos clave de la monitorización en anestesia:

Monitorización cardiovascular:

Electrocardiografía (ECG): monitorización de la actividad eléctrica del corazón, detección de arritmias y otras anomalías cardiacas.

Tensión arterial no invasiva (PNI): Medición periódica de la tensión arterial mediante un manguito.

Tensión arterial invasiva (TSI): Medición continua de la tensión arterial a través de un catéter insertado en una arteria, generalmente utilizado en cirugía mayor o en pacientes inestables.

Pulsioximetría: Medición de la saturación de oxígeno en la sangre mediante un sensor que suele colocarse en el dedo.

Monitorización respiratoria:

Capnografía: Medición continua del CO_2 exhalado, esencial para evaluar la ventilación.

Flujo y volumen tidal: Registra la cantidad de aire inhalado y exhalado con cada respiración.

Análisis de gases inhalados y exhalados: Garantiza que la mezcla de gases de respiración es la adecuada y que el equipo funciona correctamente.

Monitorización neurológica:

Índice biespectral (BIS): Medida del nivel de consciencia del paciente durante la anestesia general.

Monitorización neuromuscular: Para controlar el efecto de los agentes bloqueantes neuromusculares y su reversión.

Control de la temperatura:

Vigilar la temperatura corporal es crucial, ya que la hipotermia o la hipertermia pueden tener graves consecuencias durante y después de la intervención quirúrgica.

Monitorización de la diuresis:

La medición del flujo de orina puede proporcionar información sobre la función renal y el estado hemodinámico del paciente.

Monitorización de la profundidad de la anestesia:

Utilizar diversos dispositivos y técnicas, como el BIS, para asegurarse de que el paciente se encuentra en un nivel adecuado de anestesia.

Detectores de émbolos de gas:

Se utiliza en ciertas cirugías con alto riesgo de embolia gaseosa.

Monitorización hemostática:

Durante una intervención quirúrgica con alto riesgo de hemorragia, la monitorización en tiempo real de la coagulación sanguínea puede ser crucial.

Alarmas y alertas:

Todos los monitores están equipados con alarmas para notificar al equipo médico cualquier parámetro que se salga de los límites normales.

La precisión y la rapidez son esenciales cuando se monitoriza a un paciente sometido a anestesia. Los anestesistas deben estar capacitados no sólo para interpretar los datos proporcionados por estos monitores, sino también para responder rápida y adecuadamente a cualquier anomalía detectada. La tecnología moderna ha mejorado mucho la seguridad del paciente durante la anestesia, pero es la vigilancia y la pericia del anestesista lo que realmente constituye el núcleo de una atención segura y eficaz.

Capítulo 3

EL PREOPERATORIO

Evaluación preanestésica del paciente

• Historia clínica

La anamnesis es una parte fundamental de la medicina. Es el proceso mediante el cual el profesional sanitario recopila información sobre el paciente, haciéndole preguntas sobre su historial médico, síntomas actuales, estilo de vida, hábitos y otros aspectos relevantes de su salud. En el contexto de la anestesia, un historial cuidadosamente realizado es esencial para anticipar y prevenir posibles complicaciones.

Información demográfica:

Nombre, edad, sexo, peso, altura y datos de contacto. Esta información básica puede influir en las decisiones sobre la anestesia.

Historial médico:

Enfermedades crónicas (diabetes, hipertensión, asma, enfermedades cardiacas, renales o hepáticas, etc.).

Historial quirúrgico, en particular experiencia previa con anestesia.

Antecedentes de alergias, incluidas reacciones a la medicación.

Medicamentos que toma actualmente, incluidas las dosis, los medicamentos sin receta y los complementos alimenticios.

Historia de la anestesia:

Complicaciones previas relacionadas con la anestesia, como hipertermia maligna, reacciones alérgicas u otros efectos adversos.

Experiencia familiar en anestesia, ya que ciertas complicaciones pueden tener una predisposición genética.

Hábitos y estilo de vida:

Consumo de alcohol, tabaco o drogas.

Actividad física y nivel de forma física.

      Alimentación y dieta.

Síntomas actuales:

      En el contexto de la cirugía, es importante comprender los síntomas actuales del paciente, el motivo de la operación y la duración de los síntomas.

Examen clínico:

      Evaluación del estado general, auscultación cardiaca y pulmonar, examen de la cavidad oral para evaluar la facilidad de intubación.

Historia social y familiar:

      Antecedentes familiares de enfermedades o complicaciones médicas, contexto de la vida del paciente (apoyo familiar, entorno profesional, etc.).

Preguntas específicas sobre anestesia:

      Última comida ingerida (para evaluar el riesgo de aspiración).

      Problemas dentales (riesgo durante la intubación).

      Antecedentes de apnea del sueño u otros trastornos del sueño.

Inquietudes y preguntas de los pacientes:

      Es crucial abordar cualquier preocupación o pregunta que el paciente pueda tener sobre la anestesia o el procedimiento en sí.

La anamnesis es una etapa crucial para establecer una relación de confianza entre el paciente y el anestesista. También es un momento clave para recopilar información vital que guiará las decisiones clínicas. En anestesia, un historial cuidadoso puede marcar la diferencia entre una operación exitosa y complicaciones potencialmente graves.

• Examen clínico

El examen clínico es una etapa esencial en el proceso de diagnóstico, que generalmente sigue a la anamnesis. Es durante este examen cuando el profesional sanitario evalúa al paciente de forma metódica y sistemática, utilizando todos los sentidos, a menudo ayudado por instrumentos específicos, para identificar los signos objetivos de una patología o afección. Para una enfermera anestesista o un anestesista, este examen es crucial para evaluar el estado del paciente antes de una operación y anticiparse a cualquier posible reto o complicación.

- Revisión general:
  - Aspecto general: postura, estado nutricional, nivel de consciencia.
  - Signos vitales: temperatura, pulso, tensión arterial, frecuencia respiratoria y saturación de oxígeno.
- Examen de la cabeza y el cuello:
  - **Ojos**: pupilas, conjuntivas.
  - **Oídos**: evaluación externa, otoscopia si es necesario.
  - **Boca**: evaluación de la higiene dental, movilidad dental (riesgo durante la intubación), apertura de la boca, lengua y paladar. Visualización de la orofaringe para anticipar la dificultad de la intubación.
  - **Cuello**: movilidad, presencia de masas, palpación de la tráquea, evaluación de los puntos de referencia para una posible cricotirotomía.
- Examen cardiovascular:
  - Auscultación del corazón para detectar soplos, ritmos irregulares u otras anomalías.
  - Palpación de los pulsos periféricos.
- Examen pulmonar:
  - Inspección: simetría, uso de músculos accesorios.

Palpación: busque crepitaciones.

Percusión: evaluación de las zonas de hipo o hiperresonancia.

Auscultación: escuchar los ruidos respiratorios, buscando estertores, sibilantes u otras anomalías.

Examen abdominal:

Inspección: forma, movimientos con la respiración.

Auscultación: ruidos intestinales.

Palpación: dolor, masas, órganos agrandados.

Percusión: evaluación del tamaño del hígado y el bazo, y presencia de líquido.

Examen neurológico:

Evaluación de la conciencia, la orientación y la memoria.

Pruebas de reflejos, fuerza, sensibilidad y coordinación.

Evaluación de los nervios craneales.

Examen musculoesquelético:

Evaluación de la movilidad y la fuerza, y búsqueda de deformidades o artritis.

Examen de la piel:

Compruebe si hay erupciones, hematomas, llagas u otras lesiones. Evalúe la hidratación.

Examen específico para la anestesia:

Evaluación de la columna vertebral para una posible anestesia espinal o epidural.

Evaluación de las venas para una posible vía de acceso intravenoso.

El examen clínico, como complemento del historial, proporciona una imagen completa del estado del paciente. Para un anestesista, permite prever las dificultades, ajustar el plan anestésico y garantizar la seguridad y el bienestar del paciente antes, durante y después de la intervención.

• Otras investigaciones

Tras la historia clínica y el examen clínico, las investigaciones complementarias desempeñan un papel fundamental en la preparación de un paciente para una operación que requiera anestesia. Estas investigaciones proporcionan datos objetivos sobre el estado de salud del paciente, lo que permite una evaluación más exhaustiva de los riesgos y una planificación óptima de la anestesia.

Análisis de sangre:

Hemograma (CBC): Para evaluar la anemia, la infección u otros trastornos hematológicos.

Pruebas hepáticas y renales: dan una indicación del funcionamiento del hígado y los riñones, que son esenciales para metabolizar y eliminar los fármacos anestésicos.

Tiempo de protrombina (TP) y tiempo de cefalina activada (TCA): Para evaluar la coagulación.

Azúcar en sangre: Especialmente en pacientes diabéticos.

Electrolitos: Sodio, potasio, cloro, bicarbonato, para evaluar los desequilibrios que podrían influir en la respuesta a la anestesia.

Electrocardiograma (ECG):

Imprescindible en pacientes con antecedentes de cardiopatía o determinados factores de riesgo. El ECG puede revelar arritmias, isquemia u otras anomalías cardiacas.

Radiografía de tórax:

Puede solicitarse en caso de síntomas respiratorios, tabaquismo o para operaciones importantes.

Espirometría:
    Una evaluación de la función pulmonar, sobre todo en pacientes con antecedentes de enfermedades pulmonares como el asma o la EPOC.
Ecocardiografía:
    En pacientes con soplos cardíacos, insuficiencia cardíaca u otras patologías cardíacas, para evaluar la función y la estructura del corazón.
Pruebas de alergia:
    Si el paciente tiene antecedentes de alergias, pueden realizarse pruebas específicas para identificar los agentes precisos a los que es alérgico.
Otras imágenes:
    Dependiendo de la naturaleza del procedimiento y de los antecedentes del paciente, pueden ser necesarias otras formas de diagnóstico por imagen como la tomografía computarizada, la resonancia magnética o la angiografía.
Consultas de especialistas:
    Dependiendo de las comorbilidades del paciente, pueden ser necesarias consultas con otros especialistas (cardiólogo, neumólogo, nefrólogo, etc.) para evaluar y optimizar el estado del paciente antes de la intervención.

Las investigaciones adicionales no se solicitan sistemáticamente para todos los pacientes, sino que se deciden en función de las necesidades específicas del paciente y de la naturaleza de la operación. El objetivo principal es garantizar la seguridad del paciente minimizando los riesgos asociados a la anestesia y a la propia intervención quirúrgica.

Preparación mental
y el estado emocional del paciente

Prepararse para una intervención quirúrgica implica algo más que una evaluación física y unas pruebas. El aspecto mental y emocional es igual de crucial. Los pacientes que se enfrentan a una intervención quirúrgica pueden experimentar diversas emociones, como ansiedad, miedo o incluso depresión. Abordar y gestionar estos aspectos emocionales puede influir enormemente en la experiencia del paciente y, en algunos casos, incluso en sus resultados postoperatorios.

- Evaluación de la ansiedad:
    - Reconozca los signos de la ansiedad, como el nerviosismo, los problemas para dormir o síntomas físicos como las palpitaciones.
    - Utilice herramientas de evaluación estandarizadas, como el Cuestionario de ansiedad preoperatoria de Amsterdam, para cuantificar la ansiedad.
- Comunicación eficaz:
    - Proporcione información clara y comprensible sobre el procedimiento, la anestesia, los riesgos y el proceso de recuperación.
    - Deje tiempo al paciente para que haga preguntas y asegúrese de obtener respuestas completas.
- Técnicas de relajación:
    - Fomente la respiración profunda, la visualización o la meditación para ayudar a reducir la ansiedad.
    - En algunos casos, puede ofrecerse formación preoperatoria en estas técnicas.

Apoyo psicoterapéutico:
>   Para los pacientes especialmente ansiosos, considere la posibilidad de consultar a un psicólogo o psicoterapeuta.
>   Intervenciones como la terapia cognitivo-conductual pueden ser beneficiosas.

Implicación de la familia y los amigos:
>   Implicar a la familia o a los amigos íntimos del paciente en el proceso de preparación puede proporcionarle un apoyo emocional adicional.

Preparación para el dolor postoperatorio:
>   Informe al paciente sobre el posible dolor postoperatorio y las estrategias para controlarlo.
>   Tranquilidad sobre el tratamiento eficaz del dolor.

Apoyo farmacológico:
>   A algunos pacientes se les puede recetar medicación como ansiolíticos antes de la operación.

Talleres y grupos de apoyo:
>   Algunos hospitales ofrecen talleres o grupos de apoyo para pacientes sometidos a cirugía, lo que les permite compartir sus preocupaciones y aprender de las experiencias de los demás.

La preparación mental y emocional es esencial para garantizar que el paciente afronta la operación en las mejores condiciones posibles. Dicha preparación no sólo puede mejorar la experiencia del paciente, sino también influir positivamente en su recuperación y en los resultados postoperatorios.

Anticiparse a los retos clínicos

En el campo de la anestesia, las enfermeras anestesistas se enfrentan a una amplia gama de retos clínicos, que deben anticipar y gestionar de forma competente. Estos retos pueden variar en función del tipo de cirugía, el estado de salud del paciente y muchos otros factores. Anticiparse a ellos puede ayudar a minimizar los riesgos y garantizar la seguridad del paciente.

- Anatomía difícil:
  - Identifique con antelación a los pacientes con vías aéreas difíciles o anatomía vascular compleja para facilitar la intubación y el cateterismo.
  - Utilice herramientas como la clasificación de Mallampati para evaluar el riesgo de intubación difícil.
- Comorbilidades:
  - Reconocer a los pacientes con comorbilidades importantes (enfermedades cardiacas, pulmonares, renales, etc.) que puedan afectar a su respuesta a la anestesia o aumentar el riesgo de complicaciones.
- Reacciones alérgicas:
  - Conocer el historial de alergias del paciente para evitar fármacos o productos que puedan provocar una reacción.
- Tratamiento del dolor:
  - Anticipe las necesidades analgésicas del paciente, en particular para los procedimientos que se sabe que causan un dolor postoperatorio importante.
- Posibles complicaciones:
  - Esté preparado para complicaciones como la aspiración, la hipoxia, la hipotensión u otros acontecimientos adversos.

Equipamiento y tecnología:
   Asegurarse de que el equipo necesario está disponible y funciona correctamente, y prepararse para cualquier avería.
Interacciones medicamentosas:
   Esté al tanto de los medicamentos que toma regularmente el paciente y prevea cualquier posible interacción con los fármacos anestésicos.
Gestión de pacientes pediátricos y ancianos:
   Los niños y los ancianos presentan retos únicos en lo que se refiere a la anestesia. La formación y la preparación específicas son esenciales para estas poblaciones.
Cambios fisiológicos durante la cirugía:
   Anticipe las posibles fluctuaciones de la temperatura corporal, los niveles de líquidos y el equilibrio electrolítico durante la operación.
Comunicación:
Garantizar una comunicación clara con el equipo quirúrgico, el paciente y la familia para anticipar y resolver los problemas con rapidez.

Anticiparse a los retos clínicos requiere una combinación de formación, experiencia y vigilancia. Preparándose con antelación, las enfermeras anestesistas pueden garantizar que el paciente reciba los mejores cuidados posibles al tiempo que se minimizan los riesgos asociados a la anestesia y la cirugía.

Capítulo 4

EN EL QUIRÓFANO

Técnicas de inducción y mantenimiento anestésico

La inducción anestésica es el proceso por el que un paciente pasa del estado consciente al anestesiado, mientras que el mantenimiento se refiere al periodo durante el cual el paciente permanece bajo los efectos de la anestesia. Las técnicas de inducción y mantenimiento son cruciales para garantizar una cirugía segura y sin dolor.
Inducción intravenosa:

- **Agentes utilizados**: Propofol, tiopental, etomidato, ketamina.
- Utilizados por su rápida acción, se administran por vía intravenosa, provocando una rápida pérdida de conciencia.

Inducción por inhalación:

- **Agentes utilizados**: Sevoflurano, desflurano, isoflurano.
- Se utiliza a menudo en niños o cuando el acceso intravenoso es difícil. El paciente respira el gas anestésico a través de una mascarilla.

Opiáceos:

- **Agentes utilizados**: Fentanilo, remifentanilo, morfina, sufentanilo.
- Ayuda a controlar el dolor y puede utilizarse durante la inducción y el mantenimiento para potenciar el efecto anestésico.

Agentes bloqueantes neuromusculares:

- **Agentes utilizados**: Rocuronio, succinilcolina, atracurio.
- Se utiliza para facilitar la intubación e inducir la relajación muscular durante la cirugía.

Mantenimiento anestésico:

- Puede realizarse utilizando agentes intravenosos como el propofol en infusión continua o agentes inhalados como el sevoflurano o el desflurano.

Técnicas de anestesia equilibradas:

Combinar varios agentes, como opiáceos, agentes intravenosos y agentes inhalados, para optimizar la anestesia al tiempo que se minimizan los efectos secundarios.

Supervisión:

Esencial durante la inducción y el mantenimiento para controlar la profundidad de la anestesia, la función cardiovascular, la función pulmonar y otros parámetros críticos.

Ventilación:

Una vez que el paciente está anestesiado, la ventilación se realiza generalmente mediante un respirador, dependiendo de las necesidades del paciente y de la intervención quirúrgica.

Técnicas regionales:

Puede utilizarse como complemento de la anestesia general o como técnica principal. Ejemplos: bloqueos nerviosos, epidurales, anestesia raquídea.

Despierte:

Tras la intervención, se suspenden o revierten los agentes anestésicos y se vigila cuidadosamente al paciente hasta que recupere la consciencia y una función respiratoria adecuada.

Las técnicas de inducción y mantenimiento anestésico requieren experiencia y un profundo conocimiento de la farmacología, la fisiología y el equipo anestésico. El objetivo principal es garantizar que el paciente permanezca cómodo, sin dolor y seguro durante toda la intervención quirúrgica.

Manejo de las vías respiratorias

El manejo de las vías respiratorias es una de las habilidades más fundamentales y críticas para una enfermera anestesista. Un dominio adecuado de esta habilidad es esencial para garantizar una ventilación y oxigenación adecuadas del paciente durante la anestesia. Vamos a abordarlo de forma fluida, detallando los elementos clave:

Evaluación de las vías respiratorias:
No se puede subestimar   la importancia de esta etapa. Incluye una exploración física (como la clasificación de Mallampati, la distancia tiromentoniana, la movilidad del cuello), el historial médico del paciente y, si es necesario, pruebas de imagen.

Posicionamiento:
La posición de la cabeza y el cuello puede influir mucho en la facilidad de la intubación. La posición denominada "aroma de rosa" -alineación de las orejas con el esternón mediante cojines- se utiliza con frecuencia.

Oxigenación Preoxigenación:
Antes de cualquier intento de intubación, es aconsejable preoxigenar al paciente para aumentar las reservas de oxígeno, lo que proporciona un mayor retraso en caso de dificultades de intubación.

Técnicas de intubación:
La intubación orotraqueal es la más común, pero la intubación nasotraqueal puede ser necesaria para algunas cirugías. El uso de videolaringoscopios puede facilitar la visualización de la vía aérea.

Ventilación con mascarilla:

En determinadas situaciones, puede ser necesario ventilar al paciente con una mascarilla facial antes de la intubación, o si ésta se retrasa o es imposible.

Dispositivos supraglóticos:

Estos dispositivos, como la mascarilla laríngea, pueden utilizarse como alternativa a la intubación traqueal o como herramienta de rescate cuando la intubación resulta difícil.

Rutas aéreas difíciles:

Si la intubación fracasa, es crucial disponer de un plan claro y de dispositivos específicos (como laringoscopios de fibra óptica). La formación periódica en maniquíes y talleres puede ayudar a prepararse para estas situaciones.

Extubación:

La retirada segura del tubo de intubación al final de la intervención es tan crucial como su inserción. Debemos asegurarnos de que el paciente está totalmente despierto, tiene los reflejos intactos y puede proteger sus vías respiratorias.

Complicaciones:

Es esencial ser consciente y estar preparado para posibles complicaciones como la aspiración, el traumatismo de las vías respiratorias o el broncoespasmo.

Formación continua:

Con la llegada de nuevas tecnologías y técnicas, la formación continua y los simulacros de escenarios de emergencia son esenciales.

El manejo de las vías respiratorias es una delicada danza entre la ciencia y el arte, que requiere una sincronización perfecta de destreza, conocimientos y presencia de ánimo.

En manos de una enfermera anestesista experta, esta danza garantiza una cirugía segura y eficaz.

La vigilancia avanzada y su importancia

La monitorización avanzada en el quirófano y la sala de recuperación trasciende los métodos estándar, ofreciendo una evaluación más profunda de la fisiología del paciente. En un contexto médico en el que cada segundo cuenta, estas herramientas avanzadas proporcionan a los clínicos una valiosa ventana al estado de sus pacientes, permitiéndoles anticiparse y responder rápidamente a los cambios dinámicos que puedan producirse.

- Monitorización hemodinámica:
    - **Ecocardiografía transesofágica (ETE)**: Proporciona imágenes del corazón en tiempo real, lo que permite evaluar la función cardiaca, los volúmenes ventriculares y detectar una posible patología valvular o pericárdica.
    - **Cardiometría de impedancia**: Utiliza corrientes eléctricas para estimar el gasto cardiaco, la precarga y otros parámetros hemodinámicos.
    - **Análisis de la variabilidad de la presión arterial**: Una medida indirecta de la precarga, la reactividad vascular y la reactividad barorrefleja.
- Monitorización neurológica:
    - **Índice biespectral (BIS):** Una herramienta para evaluar la profundidad de la anestesia mediante el análisis de las ondas cerebrales, con el fin de evitar una anestesia demasiado profunda o demasiado ligera.
    - **Espectroscopia de infrarrojo cercano (NIRS)**: mide la saturación de oxígeno en el

48

cerebro, útil para controlar la perfusión cerebral durante procedimientos cardiovasculares o neuroquirúrgicos importantes.

Monitorización de la perfusión tisular:

Monitorización del lactato: Un indicador indirecto de la perfusión tisular, con niveles altos que sugieren hipoperfusión o isquemia.

Capnografía: Medición del CO2 exhalado, crucial para controlar la ventilación, pero también la perfusión tisular en determinadas circunstancias.

Monitorización de la función respiratoria:

Tomografía de impedancia eléctrica: Una técnica no invasiva para visualizar la distribución del volumen pulmonar en tiempo real. Puede ayudar a optimizar la estrategia de ventilación en pacientes con daño pulmonar.

Importancia de la vigilancia avanzada:

Anticipación: Permite a los médicos anticiparse a las complicaciones antes de que se vuelvan críticas.

Atención individualizada: Promueve la atención personalizada, adaptando las intervenciones a las necesidades específicas del paciente.

Optimización de los resultados: Reduce la morbilidad y la mortalidad al permitir intervenciones más rápidas y precisas.

Investigación y educación: Proporciona una base para la investigación clínica y la educación, ofreciendo oportunidades de aprendizaje en tiempo real.

En el complejo mundo de la anestesia y los cuidados perioperatorios, la monitorización avanzada es un salvavidas, una interfaz entre el clínico y los sistemas fisiológicos esenciales del paciente. Al igual que un navegante utiliza instrumentos para surcar con seguridad aguas desconocidas, la enfermera anestesista confía en estas herramientas para guiar con seguridad al paciente a través de los retos de la cirugía y la anestesia.

Gestión complicaciones intraoperatorias

Las complicaciones intraoperatorias se encuentran entre los retos más temidos de la anestesiología. La rapidez y la precisión de la respuesta pueden marcar la diferencia entre un acontecimiento transitorio sin consecuencias y un desenlace catastrófico. Comprender y dominar la gestión de estas complicaciones es esencial para la enfermera anestesista.

- Hipoxemia e hipoventilación:
  - Posibles causas: obstrucción o desplazamiento del tubo endotraqueal, broncoespasmo, neumotórax, aspiración.
  - Intervenciones: Asegurar una oxigenación adecuada, comprobar la posición del tubo, administrar broncodilatadores, considerar la aspiración endotraqueal o el drenaje torácico si se sospecha neumotórax.
- Hipotensión:
  - Posibles causas: hemorragia, reacción anafiláctica, reacción cardiogénica, sepsis, depresión anestésica.
  - Intervenciones: Administración de fluidos, vasopresores, antihistamínicos, corticosteroides, apoyo inotrópico e identificación y corrección de la causa subyacente.

Hipertensión:

Posibles causas: hipercarbia, retracción quirúrgica, hipertrofia vesical, hipertermia, síndrome de respuesta inflamatoria sistémica.

Intervenciones : Antihipertensivos, anestesia adicional, control de la temperatura y tratamiento de la causa subyacente.

Disritmias cardíacas:

Posibles causas: Isquemia, desequilibrio electrolítico, hipoxia, hipercarbia.

Intervenciones: Antiarrítmicos, oxigenación, corrección de los desequilibrios electrolíticos, cardioversión si es necesario.

Aumento del CO_2 al final de la espiración:

Posibles causas: hipoventilación, embolia pulmonar, circuito anestésico defectuoso.

Intervenciones: Comprobar la ventilación, evaluar el circuito anestésico, considerar ecografía cardiaca para embolia.

Hipotermia:

Posibles causas: Transfusión de sangre, pérdida de calor en el quirófano, reacción a un fármaco.

Intervenciones: mantas calientes, líquidos calientes, limitar la exposición de la piel.

Despertar durante la anestesia:

Posibles causas: Dosificación inadecuada de los agentes anestésicos, mal funcionamiento del equipo.

Intervenciones: Administrar agentes anestésicos adicionales, tranquilizar al paciente tras la operación.

Complicaciones mecánicas:

Posibles causas: Quemaduras por placas eléctricas de bisturí, explosiones por mezclas de gases inflamables, lesiones relacionadas con la posición.

Intervenciones: Comprobación periódica del equipo y de la posición del paciente, siguiendo estrictos protocolos de seguridad.

La clave para gestionar las complicaciones intraoperatorias reside en la prevención, la detección precoz y la intervención rápida. La enfermera anestesista debe trabajar en estrecha colaboración con el cirujano y el equipo quirúrgico, anticipándose a los posibles problemas y estando bien preparada con los conocimientos y las habilidades para afrontarlos. En este entorno dinámico, una comunicación clara y la coordinación del equipo son esenciales para garantizar la seguridad del paciente.

Capítulo 5

DESPUÉS DE LA OPERACIÓN

Seguimiento postanestésico

El periodo inmediatamente posterior a una anestesia, a menudo denominado fase de recuperación, es crítico. Durante este periodo, el paciente se encuentra en transición entre el estado de anestesia profunda y la vuelta a la normalidad basal. La monitorización postanestésica es esencial para garantizar la seguridad y el confort del paciente.

Lugar de vigilancia:

Sala de Recuperación o Unidad de Cuidados Postanestésicos (PACU): Aquí es donde se lleva a la mayoría de los pacientes después de una intervención quirúrgica para que sean vigilados de cerca por personal especializado.

Funciones vitales:

Frecuencia y ritmo cardíacos: Debe anotarse y evaluarse cualquier cambio.

Tensión arterial: Las variaciones pueden indicar problemas como hemorragias o reacciones a fármacos.

Saturación de oxígeno: Crucial para detectar cualquier hipoxia residual.

Frecuencia respiratoria: Para asegurarse de que el paciente respira adecuadamente tras la anestesia.

Afección neurológica:

Nivel de conciencia: ¿Está volviendo el paciente a un estado basal? ¿Hay signos de despertar durante la anestesia o de somnolencia excesiva?

Orientación: ¿Es capaz de responder a preguntas básicas sobre el lugar, la fecha y su identidad?

Movimiento de las extremidades: Asegúrese de que no hay déficits neurológicos postoperatorios.

Tratamiento del dolor:

Evalúe regularmente el dolor del paciente utilizando escalas normalizadas y administre los analgésicos necesarios.

Gestión de las náuseas y los vómitos postoperatorios (NVPO):

Identifique a los pacientes de riesgo, administre antieméticos profilácticos o terapéuticos si es necesario.

Gestión térmica:

Vigile la temperatura corporal. Utilice mantas calientes u otros medios para calentar a los pacientes hipotérmicos.

Inspección de las zonas quirúrgicas:

Esté atento a hemorragias, hematomas o cualquier otro signo anormal.

Evaluación de la función urinaria y gastrointestinal:

Controle la diuresis y la presencia de gases o heces si es relevante para el procedimiento.

Evaluación de la función respiratoria:

Asegúrese de que el paciente puede toser y respirar profundamente. Vigile si hay congestión u otros signos de complicaciones respiratorias.

Documentación:

Registre todos los medicamentos administrados, las constantes vitales, las evaluaciones y las intervenciones en el historial del paciente.

Criterios de salida:

Utilice criterios estandarizados, como la puntuación Aldrete, para determinar cuándo un paciente está listo para abandonar la UPA.

La vigilancia postanestésica es una fase crucial del proceso perioperatorio, durante la cual pueden surgir rápidamente complicaciones. Una observación rigurosa, una intervención rápida y una comunicación eficaz son esenciales para garantizar la seguridad y el bienestar del paciente durante este periodo transitorio.

Tratamiento del dolor postoperatorio

El dolor postoperatorio es una de las principales preocupaciones de los pacientes tras una intervención quirúrgica. Un tratamiento adecuado del dolor no sólo es humano, sino que también facilita la recuperación, reduce las complicaciones y mejora la satisfacción del paciente. He aquí una descripción fluida del tratamiento del dolor postoperatorio.

Tras una intervención quirúrgica, el dolor es una reacción corporal natural, pero eso no significa que haya que soportarlo en silencio. La gestión eficaz del dolor postoperatorio es una sinfonía en la que varios actores -médicos, anestesistas, enfermeras e incluso el paciente- desempeñan un papel esencial.

Evaluación del dolor:
Antes de poder tratar el dolor, es esencial medirlo. El uso de escalas de dolor, como la escala analógica visual (EAV) o la escala numérica, ofrece un método estandarizado para evaluar la intensidad del dolor. Esta evaluación debe ser regular y coherente, teniendo en cuenta tanto la intensidad como la naturaleza del dolor.

Enfoque multimodal:
La idea que subyace al tratamiento multimodal es utilizar varios tipos de medicación y técnicas para reducir el dolor, reduciendo así la dosis de cada agente y, por consiguiente, minimizando los efectos secundarios.

Analgésicos:

- **Analgésicos no opiáceos**: El paracetamol y los antiinflamatorios no esteroideos (AINE), como el ibuprofeno, pueden utilizarse para tratar el dolor de leve a moderado.
- **Opiáceos**: Fármacos como la morfina, el fentanilo o la oxicodona son potentes y eficaces, pero deben utilizarse con precaución debido a sus posibles efectos secundarios.
- **Anestésicos locales**: Administrados directamente en la zona quirúrgica o mediante técnicas regionales como el bloqueo nervioso, pueden ofrecer un alivio eficaz sin los efectos sistémicos de los opiáceos.

Técnicas complementarias:
Métodos como la crioterapia, la estimulación nerviosa eléctrica transcutánea (TENS) o incluso ciertas terapias complementarias, como la acupuntura, pueden resultar eficaces.

Estrategias sin medicación:
Las técnicas de relajación, la distracción, la musicoterapia o las terapias cognitivo-conductuales pueden desempeñar un papel complementario en el tratamiento del dolor.

Educación del paciente:
Un paciente informado es un socio en el tratamiento. Es vital explicarle las opciones disponibles, las expectativas de dolor y los posibles efectos secundarios. El objetivo no siempre es la ausencia total de dolor, sino un dolor manejable que permita la recuperación funcional.

Control de los efectos secundarios:
El dolor y su tratamiento pueden tener consecuencias. El estreñimiento, las náuseas, el picor o la depresión respiratoria son posibles efectos secundarios, especialmente con los opiáceos. Reconocerlos a tiempo y controlarlos es tan crucial como tratar el propio dolor.

El tratamiento del dolor postoperatorio es un delicado equilibrio entre el alivio eficaz del dolor y la minimización de los efectos secundarios. Es una danza delicada que todo profesional sanitario debe aprender a perfeccionar, siempre con el bienestar del paciente en el centro de cada decisión.

Complicaciones postanestésicas comunes y su tratamiento

Las complicaciones postanestésicas pueden variar de un paciente a otro en función de su estado de salud, el tipo de cirugía y la anestesia utilizada. Aunque la mayoría de las anestesias transcurren sin incidentes, es crucial que los profesionales sanitarios estén preparados para reconocer y gestionar las posibles complicaciones. He aquí una exploración de estas complicaciones y de las estrategias para hacerles frente.

1. Náuseas y vómitos postoperatorios (NVPO):
    - **Descripción**: Las NVPO pueden producirse hasta en un 30% de los pacientes, sobre todo después de ciertos tipos de cirugía, como la de oído, nariz o garganta.
    - **Tratamiento**: Administración de antieméticos como el ondansetrón, la metoclopramida o la dexametasona. También se recomienda la prevención proactiva en pacientes de alto riesgo.
2. Hipoxemia (bajo nivel de oxígeno en la sangre):
    - **Presentación**: Cianosis, confusión y baja saturación de oxígeno son signos comunes.
    - **Manejo**: administrar oxígeno, evaluar las vías respiratorias y buscar causas subyacentes como atelectasia o edema pulmonar.

3. Depresión respiratoria:

Presentación: Frecuencia respiratoria baja, dificultad para despertarse, saturación de oxígeno reducida.

Manejo: Estimulación del paciente, comprobación de las vías respiratorias, administración de oxígeno. En casos graves, puede utilizarse naloxona para revertir los efectos de los opiáceos.

4. Dolor incontrolado:

Presentación: Dolor intenso, a pesar de la medicación analgésica estándar.

Manejo: Reevaluación del dolor, ajuste de la medicación analgésica, uso de enfoques multimodales.

5. Hipotermia o hipertermia:

Presentación: Temperatura corporal anormalmente baja o alta tras una intervención quirúrgica.

Tratamiento: En caso de hipotermia, caliente al paciente con mantas térmicas. Para la hipertermia, busque causas como el síndrome neuroléptico maligno o la hipertermia maligna, y trate en consecuencia.

6. Bradicardia o taquicardia:

Presentación: Frecuencia cardiaca anormalmente baja o alta.

Tratamiento: Identificación y tratamiento de la causa subyacente. Atropina para la bradicardia o agentes antiarrítmicos para la taquicardia, según proceda.

7. Reacciones alérgicas:

Presentación: Erupciones cutáneas, picor, hinchazón, dificultades respiratorias.

Manejo: Suspenda el fármaco sospechoso, administre antihistamínicos, terapia con corticosteroides o adrenalina, dependiendo de la gravedad.

8. Retención urinaria:

Presentación: Incapacidad para orinar después de la cirugía, molestias abdominales.

Gestión: Evaluación del residuo postmiccional, sondaje si es necesario.

9. Confusión o delirio postoperatorio:

Presentación: Desorientación, agitación, alucinaciones.

Gestión: Garantizar la seguridad del paciente, reevaluar la medicación, la hidratación y, a veces, la administración de antipsicóticos.

La clave para gestionar las complicaciones postanestésicas es una supervisión cuidadosa, un reconocimiento precoz de los problemas y una intervención rápida. Cada complicación tiene sus propios matices, pero con la formación adecuada y un equipo bien coordinado, la mayoría pueden tratarse con eficacia para garantizar la seguridad y el confort del paciente.

Capítulo 6

TÉCNICAS ESPECIALES EN ANESTESIA

Anestesia pediátrica :
retos y particularidades

La anestesia pediátrica es una especialidad delicada que requiere no sólo un profundo conocimiento de las particularidades fisiológicas de los niños, sino también sensibilidad hacia sus necesidades psicológicas y emocionales. Administrar anestesia a un niño no es simplemente una cuestión de "miniaturizar" la práctica de los adultos. He aquí una exploración fluida de los retos y particularidades que caracterizan a la anestesia pediátrica.

Lo primero que se percibe en un niño es su pequeño tamaño, pero esta pequeñez esconde una inmensa complejidad. Los sistemas fisiológicos de los niños están en constante evolución, lo que hace que la pediatría sea única y estimulante.

1. Desafíos fisiológicos:
    Sistema respiratorio: Las vías respiratorias de los niños son proporcionalmente más estrechas, lo que hace que la intubación y la ventilación mecánica sean más delicadas. Además, los niños tienen un mayor consumo de oxígeno, lo que les hace más susceptibles a la hipoxia.
    Sistema cardiovascular: Los niños tienen una capacidad cardiaca más limitada para compensar la pérdida de sangre, por lo que es crucial una estrecha vigilancia durante la cirugía.
    Metabolismo de los fármacos: La forma en que los niños metabolizan los fármacos difiere de la de los adultos. A menudo es necesario ajustar las dosis en función del peso o de la superficie corporal, en lugar de simplemente reducirlas proporcionalmente.
2. Desafíos psicológicos:
    Ansiedad preoperatoria: El miedo a lo desconocido es frecuente en los niños. Es crucial tranquilizarlos, a

veces con la ayuda de fármacos preanestésicos, pero también utilizando técnicas no medicinales como el juego o la distracción.

Separación de los padres: Esta separación puede ser traumática. Muchas instituciones permiten que los padres acompañen a su hijo al quirófano para reducir la ansiedad.

3. Características técnicas:

Vías respiratorias: El equipo para asegurar las vías respiratorias pediátricas debe ser específico para el tamaño del niño, desde bebés prematuros hasta adolescentes.

Acceso vascular: Las venas de los niños son más pequeñas, por lo que la inserción del catéter es más delicada.

4. Patologías específicas:

Muchas afecciones, como ciertas cardiopatías congénitas o malformaciones, son específicas de la población pediátrica. Un conocimiento profundo de estas afecciones es esencial para el anestesista pediátrico.

5. Comunicación:

La comunicación con un niño requiere un enfoque diferente al de un adulto. Los anestesistas pediátricos deben ser capaces de explicar los procedimientos de forma comprensible y tranquilizadora para el niño.

La anestesia pediátrica es un delicado equilibrio entre ciencia y arte. Cada niño es único, con sus propias necesidades y retos. Pero con la formación adecuada, un enfoque paciente y un profundo conocimiento de las particularidades de la pediatría, el anestesista pediátrico es capaz de proporcionar una atención óptima a esta población especialmente vulnerable.

Anestesia para cirugía obstétrica

La cirugía obstétrica, en particular la cesárea, es uno de los procedimientos quirúrgicos más frecuentes en el mundo. El manejo anestésico de estos procedimientos es único debido a los cambios fisiológicos asociados al embarazo, la presencia de dos pacientes (madre y feto) y los retos particulares asociados a la urgencia de ciertas situaciones. He aquí una exploración fluida de la anestesia en obstetricia.

El quirófano obstétrico es un lugar donde cada segundo cuenta. Es un lugar en el que a menudo comienza la vida, pero también es un lugar en el que la vida puede ponerse rápidamente en peligro sin los cuidados adecuados.

1. Cambios fisiológicos durante el embarazo:
   - **Sistema respiratorio**: Debido al aumento del volumen uterino, el diafragma es empujado hacia arriba, lo que reduce la capacidad residual funcional. Esto hace que las mujeres embarazadas sean más vulnerables a la hipoxia.
   - **Sistema cardiovascular**: El volumen sanguíneo aumenta durante el embarazo, modificando la respuesta hemodinámica de la madre.
   - **Gastrointestinal**: El aumento de los niveles de progesterona ralentiza el vaciado gástrico, lo que aumenta el riesgo de aspiración.
2. Tipos de anestesia para cirugía obstétrica:
   - **Peridural**: Esta anestesia regional se utiliza habitualmente en los partos vaginales y las cesáreas. Tiene la ventaja de preservar la consciencia de la madre al tiempo que proporciona una analgesia eficaz.
   - **Anestesia raquídea**: Una técnica rápida y eficaz, utilizada a menudo para las cesáreas. Consiste en inyectar anestesia local en el líquido cefalorraquídeo.

Anestesia general: Aunque es menos frecuente en las cesáreas programadas, puede ser necesaria en caso de urgencia o si no es posible aplicar anestesia regional.

3. Manejo de la vía aérea:

La intubación puede ser más difícil en las mujeres embarazadas debido a los cambios anatómicos y fisiológicos. Una preparación cuidadosa es esencial para minimizar los riesgos.

4. Monitorización fetal:

Además de vigilar a la madre, es crucial controlar el bienestar del feto. La frecuencia cardiaca fetal es un valioso indicador del estado del feto durante la intervención.

5. Posibles complicaciones:

Síndrome de Mendelson: Se trata de una neumonitis por aspiración debida a la inhalación de contenido gástrico ácido. La prevención es clave, utilizando antiácidos y asegurando una intubación rápida y eficaz en caso necesario.

Toxicidad anestésica local: Una sobredosis puede provocar síntomas neurológicos o cardiovasculares.

6. Dolor postoperatorio:

El tratamiento del dolor postoperatorio es esencial para favorecer la recuperación y la lactancia. Pueden utilizarse analgésicos, combinados con anestesia regional.

7. Anestesia de urgencia:

En caso de sufrimiento fetal agudo o rotura uterina, puede ser necesaria una cesárea de urgencia. El anestesista debe estar preparado para actuar con rapidez al tiempo que garantiza la seguridad de la madre y el bebé.

La anestesia obstétrica es un delicado acto de equilibrio que requiere cuidados meticulosos tanto para la madre como para el feto. La capacidad de reaccionar rápidamente a los cambios garantizando al mismo tiempo la seguridad de ambos pacientes hace que esta especialidad sea única y esencial.

Anestesia en situaciones de emergencia y traumatología

Las urgencias y los traumatismos representan una de las áreas más tensas e impredecibles de la medicina. El anestesista desempeña un papel crucial en la estabilización, evaluación y preparación de pacientes traumatizados o gravemente enfermos para una intervención quirúrgica de urgencia. En estas circunstancias, cada decisión cuenta y cada segundo puede marcar la diferencia.

El silbido de los monitores, el traqueteo de los instrumentos, el rápido intercambio de órdenes entre los miembros del equipo: una sala de traumatología en acción es el escenario de una sinfonía orquestada en la que el anestesista es a menudo el director.

1. Evaluación inicial y estabilización:
   Triaje de lesiones: Identificar rápidamente a los pacientes que requieren una intervención inmediata es vital. Los sistemas de triaje, como el Trauma Score, pueden ayudar.
   Vía aérea: Garantizar una vía aérea segura es una prioridad. Esto puede requerir una intubación de emergencia, a veces en condiciones menos que ideales.
   Hemodinámica: La estabilización de la presión arterial y la corrección de las derivas hemodinámicas son esenciales. Pueden ser necesarios fluidos, transfusiones de sangre y fármacos vasopresores.

2. Evaluación de la gravedad del traumatismo:

Examen primario: Identificación rápida de los problemas vitales, a menudo siguiendo la secuencia ABCDE (vías respiratorias, respiración, circulación, incapacidad, exposición).

Examen secundario: Una evaluación más detallada para identificar otras posibles lesiones.

3. Preparación para la anestesia:

Anticiparse a las dificultades: Debido a lesiones o afecciones concomitantes, la anestesia puede presentar dificultades, como vías respiratorias difíciles o inestabilidad hemodinámica.

Elección de los agentes anestésicos: En el contexto de un traumatismo, pueden preferirse ciertos agentes debido a sus perfiles hemodinámicos o a sus efectos secundarios.

4. Manejo de la vía aérea en traumatismos:

Riesgos: Las lesiones en la cabeza, el cuello o la cara pueden complicar la intubación.

Técnicas de intubación rápida: Estas técnicas tienen como objetivo asegurar la vía aérea rápidamente minimizando el riesgo de aspiración u otras complicaciones.

5. Vigilancia en situaciones de emergencia:

Monitorización estándar: Incluye la tensión arterial, el ECG, la saturación de oxígeno y, en algunos casos, la capnografía.

Monitorización avanzada: Dependiendo de la situación, puede incluir la medición invasiva de la tensión arterial, la monitorización de la profundidad anestésica o la monitorización continua de la hemoglobina.

6. Complicaciones y retos especiales:

Lesiones en el cuello: Al manipular el cuello debe tenerse en cuenta el riesgo de lesión de la médula espinal.

Shock traumático: Se trata de una respuesta compleja a una pérdida grave de sangre que puede requerir un manejo cuidadoso de los fluidos, agentes vasoactivos y transfusiones.

Lesiones torácicas y abdominales: Estas lesiones pueden influir en la elección y el manejo de la anestesia.

7. Postanestesia y cuidados intensivos:

Tras la cirugía, muchos pacientes traumatizados requieren monitorización en una unidad de cuidados intensivos. El anestesista desempeña un papel en la transición y la recomendación del tratamiento postoperatorio.

La anestesia en situaciones de emergencia y trauma es todo un reto. Exige rapidez, precisión y flexibilidad. Los anestesistas que trabajan en este campo se enfrentan a menudo a decisiones difíciles, pero su experiencia es esencial para optimizar los resultados de los pacientes gravemente heridos o enfermos.

Capítulo 7

SIMULACIÓN EN ANESTESIA

La importancia de la simulación en formación

El mundo está cambiando a una velocidad vertiginosa, y con él las exigencias de las profesiones modernas. Ya sea en la aeronáutica, la medicina o incluso la educación, la simulación se ha convertido en una piedra angular de la formación. Representa un puente entre la teoría académica y la práctica real, permitiendo a los alumnos experimentar, cometer errores y aprender en un entorno controlado.

Imagine a un joven piloto de líneas aéreas, con las manos húmedas y el corazón palpitante, preparándose para aterrizar por primera vez en medio de una densa niebla. O a un cirujano novato a punto de realizar una intervención delicada. Gracias a la simulación, estos escenarios estresantes pueden experimentarse con seguridad antes de encontrarse en la vida real.

1. Aprendizaje experimental:
Los seres humanos aprendemos mejor a través de la experiencia. La simulación ofrece una oportunidad única de "hacer" en lugar de simplemente "escuchar" o "leer". Involucra activamente al alumno, mejorando la retención y la comprensión.

2. Entorno libre de riesgos:
Uno de los mayores puntos fuertes de la simulación es que permite a los alumnos cometer errores sin consecuencias reales. Es en estos momentos de error donde a menudo se encuentran las lecciones más valiosas.

3. Normalización de la formación:
La simulación asegura que todos los alumnos estén expuestos a los mismos escenarios o situaciones, lo que garantiza una experiencia de formación coherente.

4. Retroalimentación inmediata:
Con la tecnología moderna, las simulaciones pueden ofrecer retroalimentación en tiempo real, permitiendo a los

alumnos ajustar sus acciones y comprender sus errores en el acto.

5. Prepararse para escenarios poco frecuentes:
En profesiones como la medicina, ciertos acontecimientos críticos son poco frecuentes. La simulación permite a los profesionales entrenarse para estos acontecimientos improbables, garantizando que estén preparados el día en que se produzcan.

6. Desarrollo de competencias no técnicas:
Además de las habilidades técnicas, la simulación puede ayudar a desarrollar las habilidades de comunicación, toma de decisiones y trabajo en equipo, que a menudo son cruciales en situaciones de emergencia.

7. Evaluación y validación de las competencias:
Los simuladores modernos ofrecen métricas detalladas que pueden utilizarse para evaluar la competencia y el progreso del alumno.

8. Mejora continua:
Al utilizar la simulación para probar nuevos procedimientos o equipos, las instituciones pueden asegurarse de que son óptimos antes de desplegarlos en situaciones reales.

9. Reducción de costes:
Aunque la aplicación de simulaciones puede requerir una inversión inicial, puede reducir los costes a largo plazo al disminuir la tasa de error, optimizar la formación y reducir el tiempo de entrenamiento.

10. Adaptabilidad:
Con los avances tecnológicos, los simulacros pueden adaptarse a multitud de escenarios, habilidades y niveles de complejidad, garantizando una formación pertinente a todos los niveles.

En un mundo en constante cambio, la simulación es más que una herramienta: es una necesidad. Prepara a los profesionales para afrontar los retos del mañana con destreza y confianza, garantizando que cuando se enfrenten a situaciones de la vida real, no lo hagan por primera vez.

Escenarios comunes
y cómo utilizarlos eficazmente

La simulación basada en escenarios es un potente método de formación y evaluación. Reproduce situaciones o retos específicos que los profesionales podrían encontrar en el mundo real. La clave del éxito de este método reside en crear escenarios bien diseñados y utilizarlos con eficacia. Echemos un vistazo a algunos escenarios comunes y consejos sobre cómo sacarles el máximo partido.

Escenarios actuales:

- **Escenarios de emergencias médicas**: Reproducen situaciones como una parada cardiaca, una reacción alérgica grave o una hemorragia. Permiten a los profesionales sanitarios practicar los procedimientos de emergencia.
- **Escenarios de comunicación difícil**: Estos escenarios implican situaciones en las que es necesario comunicar noticias difíciles a un paciente o a su familia, manejar a un paciente agresivo o trabajar como parte de un equipo durante una crisis.
- **Escenarios de gestión de crisis**: Pueden aplicarse a muchos ámbitos, desde la gestión de una emergencia de aviación hasta la respuesta a un incidente industrial grave.
- **Escenarios técnicos**: Se centran en el dominio de habilidades específicas, como el manejo de nuevos equipos.
- **Escenarios de toma de decisiones**: Estos escenarios se centran en evaluar rápidamente situaciones complejas y tomar decisiones en consecuencia.

Cómo utilizarlos eficazmente:

Defina unos objetivos claros: Antes de diseñar o elegir un escenario, es esencial definir lo que quiere que aprendan o practiquen los participantes.

Realismo: Cuanto más realista sea el escenario, más inmersivo será, lo que fomenta el aprendizaje. Si es posible, utilice atrezo de alta tecnología, actores o simuladores.

Sesión informativa previa al escenario: Antes de empezar, explique claramente el contexto, los objetivos y las expectativas. Esto ayudará a los participantes a implicarse plenamente.

Informe posterior al guión: Esta es una de las etapas más cruciales. Después del guión, discuta qué salió bien, qué se podría haber hecho de otra manera y qué lecciones se pueden aprender.

Evaluación: Proporcione comentarios constructivos. Utilice cuadrículas de evaluación para dar una retroalimentación estructurada a los participantes.

Flexibilidad: Esté preparado para adaptar el escenario en función de las reacciones y necesidades de los participantes. A veces un escenario puede tomar una dirección inesperada, y eso está bien.

Ensayo: Como con cualquier habilidad, la práctica regular es esencial. Organice sesiones regulares de simulacro para permitir una mejora continua.

Actualización de los escenarios: A medida que evolucionan las tecnologías, los procedimientos o los protocolos, sus escenarios también deben actualizarse.

Cree un entorno seguro: Asegúrese de que los participantes se sienten cómodos cometiendo errores y aprendiendo de ellos.

Uso de la tecnología: La tecnología moderna ofrece simuladores increíblemente realistas, desde sistemas de retroalimentación por vídeo hasta maniquíes robóticos.

La simulación basada en escenarios es una herramienta valiosa, pero su eficacia depende de la calidad de los escenarios y de cómo se utilicen. Con una preparación cuidadosa, una aplicación meditada y una retroalimentación adecuada, pueden transformar la formación y la preparación profesionales.

Retroalimentación y lecciones aprendidas de la simulación

La simulación, como cualquier innovación educativa, ha tenido sus éxitos fulgurantes y sus momentos de aprendizaje. Al integrar estas experiencias en el panorama médico y más allá, se han aprendido muchas lecciones. Echemos un vistazo a algunas de las lecciones aprendidas y a los conocimientos que han aportado.

1. Errar es humano, y una oportunidad:
Un joven médico contó cómo, durante su primer simulacro, había administrado accidentalmente una dosis de adrenalina diez veces superior a la necesaria. Este error, que podría haber tenido consecuencias trágicas en la vida real, se convirtió en un momento didáctico crucial. La simulación reveló que las equivocaciones no son sólo errores, sino también oportunidades para aprender en un entorno sin riesgos.

2. La comunicación es la clave:
En un escenario simulado de rescate de un accidente aéreo, un equipo descubrió que, a pesar de sus competencias individuales, su comunicación era caótica, lo que provocaba retrasos y duplicación de esfuerzos. Esta experiencia puso de relieve que la competencia técnica por sí sola no basta; es esencial una comunicación eficaz.

3. La tecnología no sustituye al juicio humano:

Un complejo escenario de simulación con maniquíes robotizados de última generación demostró a un equipo médico que, aunque la tecnología puede reproducir los signos vitales y los síntomas, no siempre puede reproducir la sutileza de las respuestas humanas. Es vital no confiar únicamente en la tecnología, sino también en la intuición y el juicio clínico.

4. La práctica hace al maestro:

Una enfermera compartió cómo la repetición de un escenario especialmente difícil le había ayudado a dominar una habilidad que antes le parecía desalentadora. Señaló que la posibilidad de practicar repetidamente en un entorno simulado había aumentado su confianza y su competencia.

5. La sesión informativa tiene un valor incalculable:

Tras una crisis quirúrgica simulada, un cirujano expresó su gratitud por la sesión informativa que tuvo lugar a continuación. Fue una oportunidad para que el equipo debatiera abiertamente los retos encontrados, los errores cometidos y las estrategias para mejorar. Esta retroalimentación constructiva se consideró tan valiosa, si no más, que la propia simulación.

6. La flexibilidad es esencial:

En un escenario de emergencia obstétrica, un equipo se dio cuenta de que, a pesar de una planificación meticulosa, las situaciones de la vida real pueden dar giros inesperados. La capacidad de adaptarse y reaccionar rápidamente ante una situación cambiante es una habilidad esencial que la simulación puede ayudar a desarrollar.

La simulación, aunque poderosa, no es una panacea. Proporciona un entorno para probar, cometer errores, aprender y mejorar. Pero las lecciones más profundas suelen provenir de los comentarios de los participantes, lo que demuestra lo transformadora que puede ser esta herramienta cuando se utiliza con eficacia.

Capítulo 8

COMUNICACIÓN EN EL QUIRÓFANO

Técnicas de comunicación eficaces con el equipo quirúrgico

La comunicación en el seno del equipo quirúrgico es un elemento crucial para garantizar la seguridad del paciente, la fluidez de la cirugía y la colaboración armoniosa entre los distintos miembros del equipo. Descubra algunas técnicas de probada eficacia para una comunicación efectiva en el quirófano:

1. Sesión informativa preoperatoria:
    - Antes de cualquier operación, organice una reunión preoperatoria para discutir los puntos esenciales: plan quirúrgico, requisitos anestésicos, historial del paciente, etc.
    - Asegúrese de que cada miembro del equipo comprende claramente su papel.
2. La técnica SBAR (Situación, Antecedentes, Evaluación, Recomendación):
    - **Situación**: Describa brevemente el problema actual.
    - **Antecedentes**: Proporcione el contexto o los antecedentes pertinentes.
    - **Evaluación**: Comparta su evaluación de la situación.
    - **Recomendación**: Sugiera una acción o formule una pregunta.
3. Utilizar listas de control:
    - Las listas de comprobación, como la Lista de comprobación de la seguridad quirúrgica de la OMS, pueden mejorar mucho la comunicación y evitar descuidos.
4. Comunicación asertiva:
    - Exprese sus necesidades o preocupaciones con claridad, sin mostrarse agresivo ni pasivo. El respeto mutuo es la clave.

5. Clarificación y reformulación:
    Si una instrucción o información no está clara, pida que se la aclaren. Reformule también para confirmar que ha entendido correctamente.
6. Comunicación no verbal:
    Observe su lenguaje corporal y sea consciente del de los demás. Los gestos, las expresiones faciales y el tono de voz pueden transmitir a menudo tanta información como las propias palabras.
7. Escuchar activamente:
    Concéntrese en la persona que habla, asienta con la cabeza, haga preguntas y evite interrumpir.
8. Uso de la tecnología:
    Los sistemas de comunicación inalámbricos, los intercomunicadores o incluso unas simples señales luminosas pueden ayudar a comunicarse eficazmente sin interrumpir el flujo de trabajo.
9. Retroalimentación constructiva:
    Después del acto, tómese el tiempo necesario para dar y recibir comentarios. Los comentarios constructivos pueden ayudar a mejorar la colaboración futura.
10. Formación en comunicación:
    Anime al equipo a participar en una formación específica sobre comunicación, especialmente en situaciones de gran presión.
11. Evite la jerga:
    Aunque el equipo quirúrgico esté familiarizado con la jerga médica, siempre es preferible utilizar términos claros, sobre todo en presencia de miembros menos experimentados.
12. Cree un entorno de confianza:
    Fomente una cultura en la que todos los miembros del equipo se sientan cómodos haciendo preguntas, expresando sus preocupaciones o admitiendo su incertidumbre.

Una comunicación eficaz dentro del equipo quirúrgico implica algo más que transmitir información. Requiere una escucha atenta, clarificación, respeto mutuo y un deseo constante de mejorar las interacciones para garantizar la seguridad y el bienestar del paciente.

Gestionar los desacuerdos y las tensiones en el quirófano

El quirófano es un entorno de alta tensión en el que a menudo las decisiones se toman con rapidez y hay mucho en juego. Así que no es de extrañar que puedan surgir desacuerdos o tensiones entre los miembros del equipo quirúrgico. He aquí algunas estrategias para gestionar eficazmente estas situaciones manteniendo un ambiente profesional y respetuoso.

1. Mantenga la calma:
    Las reacciones emocionales pueden agravar una situación ya de por sí tensa. Respire hondo, haga una pausa si es necesario y aborde la situación con calma.
2. Escuche activamente:
    Antes de responder o reaccionar, asegúrese de que comprende el punto de vista de la otra persona. Escuche sin interrumpir y evite sacar conclusiones precipitadas.
3. Aclare y haga preguntas:
    Si no entiende el punto de vista de la otra persona o si alguna información es ambigua, pida que se la aclaren.
4. Evite la confrontación directa en plena intervención:
    Si surge un desacuerdo durante un procedimiento, puede ser preferible estabilizar la situación y posponer la discusión a un momento más apropiado.

5. Utilice el "yo" en lugar del "tú":

En lugar de decir "no me escuchaste", diga "me sentí ignorado". Así evitará acusar a la otra persona y abrirá el camino a un diálogo constructivo.

6. Encuentre un terreno común:

Incluso si no están de acuerdo, busquen puntos en los que puedan coincidir. Esto crea una base positiva para la discusión.

7. Recurra a un mediador neutral:

Si las tensiones persisten, puede ser útil recurrir a un tercero, como un supervisor o un mediador, para que ayude a resolver el conflicto.

8. Piense antes de hablar:

En el calor del momento, puede ser tentador reaccionar impulsivamente. Tómese un momento para ordenar sus pensamientos antes de responder.

9. Fomente una cultura de apertura:

Cree un entorno en el que los miembros del equipo se sientan cómodos expresando sus preocupaciones u opiniones sin temor a represalias.

10. Aprender de la experiencia:

Tras resolver un conflicto, tómese un momento para reflexionar sobre lo sucedido. ¿Hay lecciones que aprender para evitar situaciones similares en el futuro?

11. Centrarse en la formación:

Anime al equipo a seguir cursos de formación sobre gestión de conflictos o comunicación interpersonal para reforzar las habilidades necesarias para gestionar las tensiones.

12. Sea proactivo:

Si identifica posibles fuentes de tensión o desacuerdo, aborde la cuestión antes de que se convierta en un problema.

Gestionar los desacuerdos y las tensiones en el quirófano es esencial para garantizar la seguridad de los pacientes y la cohesión del equipo. Abordando cada situación con empatía, amplitud de miras y profesionalidad, es posible resolver los conflictos y reforzar la colaboración.

La importancia de la comunicación con el paciente y su familia

El arte de la medicina va más allá de las habilidades técnicas y la comunicación es uno de sus componentes esenciales. Una comunicación eficaz con los pacientes y sus familias puede tener un profundo impacto en la experiencia del paciente, en su recuperación e incluso en los resultados clínicos. A continuación le explicamos por qué esta comunicación es tan crucial:

1. Crear confianza:
    Una comunicación abierta y transparente establece una relación de confianza entre el profesional sanitario y el paciente, esencial para una asociación terapéutica sólida.
2. Reducción de la ansiedad:
    Los procedimientos médicos, en particular la cirugía, pueden resultar estresantes para los pacientes. Una explicación clara y empática puede ayudar a reducir la ansiedad y la preocupación.
3. Mejorar la comprensión:
    Una buena comunicación garantiza que los pacientes y sus familias comprendan la naturaleza de la enfermedad, las opciones de tratamiento y los riesgos y beneficios asociados.
4. Participación activa en el tratamiento:
    Cuando los pacientes están bien informados, pueden desempeñar un papel activo en su atención, lo que puede conducir a mejores resultados y a una mayor satisfacción.

5. Gestión de las expectativas:
   La comunicación ayuda a alinear las expectativas de los pacientes y sus familias con las realidades y limitaciones de las intervenciones médicas.
6. Reducir los errores médicos:
   El intercambio de información relevante con el paciente puede revelar datos cruciales, como el historial médico o las alergias, minimizando el riesgo de errores.
7. Facilitar la toma de decisiones con conocimiento de causa:
   Para dar su consentimiento con conocimiento de causa, los pacientes deben comprender todos los aspectos de su tratamiento. Una comunicación eficaz garantiza que dispongan de toda la información necesaria para tomar decisiones con conocimiento de causa.
8. Apoyo emocional:
   Reconocer y validar las emociones y preocupaciones del paciente puede proporcionarle un apoyo emocional vital, reforzando el vínculo terapéutico.
9. Transición asistencial:
   Cuando el paciente es trasladado o dado de alta, una comunicación clara con la familia facilita la transición de los cuidados y garantiza la continuidad.
10. Resolución de conflictos:
   Si surgen complicaciones o problemas, una comunicación abierta y honesta puede ayudar a resolver tensiones y evitar malentendidos.
11. Conciencia cultural:
   Tener en cuenta las creencias, valores y preocupaciones culturales del paciente puede ayudar a personalizar la comunicación y mejorar la calidad de la atención.
12. Promoción de la adherencia terapéutica:
   Un paciente bien informado tiene más probabilidades de seguir las recomendaciones médicas, lo que puede mejorar los resultados a largo plazo.

La comunicación con los pacientes y sus familias está en el corazón de la práctica médica. Va más allá del simple intercambio de información para establecer vínculos, ofrecer tranquilidad, orientar las decisiones y, en última instancia, mejorar la calidad de vida de los pacientes. Adoptar un enfoque centrado en el paciente refuerza la importancia de esta comunicación en la práctica clínica diaria.

Capítulo 9

GESTIÓN DE RECURSOS Y SEGURIDAD EN ANESTESIA

Optimizar el uso
equipos y medicamentos

La eficacia y la seguridad en el ámbito médico dependen en gran medida del uso óptimo de los equipos y los medicamentos. Una buena gestión no sólo puede mejorar los resultados de los pacientes, sino también reducir los costes y minimizar los residuos. He aquí un enfoque integrado y sin fisuras para optimizar estos recursos cruciales.

1. Formación y educación:
    Proporcionar formación continua a los profesionales sanitarios sobre las últimas innovaciones y las mejores prácticas en el uso de equipos y medicamentos.
2. Protocolos establecidos:
    Desarrollar protocolos claros para el uso de medicamentos y equipos, garantizando que los procedimientos sean coherentes y se basen en las mejores pruebas disponibles.
3. Mantenimiento preventivo:
    Realización de revisiones periódicas y mantenimiento preventivo de los equipos para garantizar su correcto funcionamiento y prolongar su vida útil.
4. Gestión de existencias:
    Implantar un sistema eficaz de gestión de existencias para controlar y gestionar el inventario de medicamentos y equipos, evitando así el despilfarro y la escasez.
5. Evaluación periódica:
    Revisar periódicamente la eficacia e idoneidad de los medicamentos y equipos utilizados para garantizar que satisfacen las necesidades actuales y futuras.

6. Interacciones medicamentosas:
   Utilice sistemas de alerta para controlar y prevenir interacciones farmacológicas potencialmente peligrosas.
7. Reciclaje y reutilización:
   Cuando sea seguro y apropiado, considere la posibilidad de reciclar o esterilizar y reutilizar el equipo para aprovechar al máximo los recursos.
8. Participación de los pacientes:
   Eduque a los pacientes sobre el uso adecuado de los medicamentos, haciendo hincapié en la importancia de seguir las prescripciones y evitar la automedicación.
9. Tecnologías innovadoras:
   Adoptar tecnologías como la automatización y la digitalización para mejorar la eficacia de la gestión de medicamentos y equipos.
10. Colaboración interdisciplinar:
   Fomentar la colaboración entre los distintos equipos médicos para compartir conocimientos y buenas prácticas en el uso de medicamentos y equipos.
11. Revisión de incidentes:
   Analizar y aprender de los incidentes o errores relacionados con el uso de equipos o medicamentos para mejorar continuamente la práctica.
12. Cumplimiento de la normativa:
   Asegurarse de que todo el uso de equipos y medicamentos cumple la normativa y las directrices vigentes para garantizar la seguridad del paciente.

Optimizar el uso de los equipos y los medicamentos es una parte esencial de la prestación de una asistencia sanitaria de alta calidad. Centrándose en la formación, la gestión proactiva y la innovación, los centros sanitarios pueden garantizar que estos valiosos recursos se utilicen de forma eficaz y segura.

Procedimientos y protocolos garantizar la seguridad del paciente

La seguridad del paciente es el pilar central de la asistencia sanitaria. Garantizar una atención segura requiere protocolos claros, formación continua y una cultura organizativa centrada en la seguridad. He aquí una exploración de los procedimientos y protocolos esenciales para mantener la seguridad del paciente en primer plano.

1. La cultura de la seguridad:
   - **Promover una cultura abierta**: animar a los profesionales sanitarios a notificar incidentes sin temor a repercusiones.
   - Retroalimentación: Garantice un circuito de retroalimentación después de cada incidente para informar a todo el personal de las lecciones aprendidas.
2. Identificación del paciente:
   - Utilice varios identificadores (nombre, fecha de nacimiento, número de paciente) antes de cualquier procedimiento o administración de medicación.
3. Gestión de la medicación:
   - **Almacenamiento seguro**: Guarde los medicamentos en zonas cerradas o supervisadas.
   - **Doble comprobación**: Cuando administre medicamentos críticos, recurra a la doble comprobación por parte de dos profesionales.
4. Prevención de infecciones:
   - **Higiene de las manos**: Aplique protocolos estrictos de lavado de manos.
   - **Aislamiento**: Aislar a los pacientes con infecciones transmisibles para proteger a los demás pacientes y al personal.
5. Formación y educación:
   - Impartir formación continua sobre la seguridad del paciente y las mejores prácticas más recientes.

6. Comunicación eficaz:
   Establezca protocolos de transferencia de información al pasar de un equipo a otro, para evitar olvidar información crucial.

7. Cirugía segura:
   Lista de comprobación previa a la cirugía: Utilice listas de comprobación antes, durante y después de la cirugía para asegurarse de que se siguen todos los pasos.

   Marcado de la zona quirúrgica: Garantizar la correcta identificación de la zona quirúrgica antes de la operación.

8. Tecnología y equipamiento:
   Llevar a cabo un mantenimiento regular y comprobaciones de calidad para garantizar que el equipo funciona correctamente.

9. Prevenir las caídas:
   Evalúe el riesgo de caídas de los pacientes en el momento del ingreso y aplique las intervenciones adecuadas, como el uso de barandillas de cama.

10. Consentimiento informado:
    Asegúrese de que los pacientes comprenden perfectamente los procedimientos, los riesgos asociados y las alternativas antes de cualquier intervención.

11. Gestión de recursos humanos:
    Garantice una dotación de personal adecuada y evite la sobrecarga de trabajo, que puede contribuir a la comisión de errores.

12. Revisión y mejora continuas:
    Analice los incidentes, lleve a cabo auditorías de seguridad e implante mejoras basadas en las lecciones aprendidas.

Garantizar la seguridad del paciente requiere un enfoque global e integrado que implique a todos los miembros del equipo médico. Los errores pueden ser inevitables, pero con procedimientos y protocolos sólidos, su frecuencia e impacto pueden reducirse. La seguridad del paciente es una responsabilidad compartida que, cuando se prioriza, garantiza una mejor calidad de la atención y una mayor confianza del paciente en el sistema sanitario.

Gestión de incidentes y errores en anestesia

La anestesia es un campo médico en el que los márgenes de error son estrechos, con consecuencias potencialmente graves para los pacientes. La gestión eficaz de los incidentes y errores es crucial para minimizar el riesgo y aprender de las situaciones para evitar que se repitan. Esta sección detalla la gestión de incidentes y errores en anestesia.

1. Reconocimiento y respuesta inmediata:
   - **Respuesta rápida**: Cuando se detecta un error o un incidente, la primera prioridad es intervenir rápidamente para estabilizar al paciente.
   - **Notificación inmediata**: Informe inmediatamente al equipo quirúrgico y, si es necesario, solicite ayuda.
2. Documentación:
   - Registre detalladamente las circunstancias del incidente o error, las medidas adoptadas en respuesta y el estado del paciente tras el procedimiento.
3. Comunicación transparente:
   - **Con el paciente y su familia**: En cumplimiento de las directrices éticas, informe al paciente y a su familia del incidente, de las posibles consecuencias y de las medidas correctivas adoptadas.
   - **Dentro del equipo médico**: Discutir el incidente con el equipo para aprender lecciones inmediatas y evitar la repetición del error en un futuro próximo.

4. Evaluación en profundidad:

Análisis de la causa raíz (ACR): Realice un análisis sistemático para identificar las causas subyacentes del incidente, en lugar de centrarse únicamente en los errores individuales.

Evaluaciones periódicas: Realización de revisiones periódicas de incidentes y errores para detectar tendencias o áreas problemáticas.

5. Formación y educación:

Utilice cada incidente como una oportunidad de aprendizaje para todo el equipo. Organice sesiones de formación basadas en escenarios reales para mejorar la preparación ante situaciones similares.

6. Apoyo psicológico:

Proporcione apoyo a los miembros del equipo implicados en el incidente. El error humano, aunque lamentable, es inevitable y el apoyo puede ayudar a gestionar la culpa y el estrés asociados.

7. Medidas correctoras:

Basándose en las conclusiones del PCA, aplique cambios sistemáticos, ya se trate de una nueva formación, de cambios en los protocolos o de la compra de nuevos equipos.

8. Transparencia institucional:

Mantener un sistema de notificación de errores que proteja la confidencialidad de las personas y permita al mismo tiempo recopilar datos para la mejora continua.

Compartir las lecciones aprendidas con otras instituciones o dentro de redes médicas más amplias para mejorar la seguridad a mayor escala.

9. Revisión de protocolos:

Revise y ajuste periódicamente los protocolos y directrices para asegurarse de que están actualizados con las mejores prácticas y reflejan las lecciones aprendidas de incidentes anteriores.

10. Compromiso con la cultura de la seguridad:
  Cultive una cultura en la que la seguridad sea una prioridad, en la que los errores se traten como oportunidades de aprendizaje y no como fallos que hay que castigar.

La gestión de incidentes y errores en anestesia es un proceso multidimensional que no sólo pretende rectificar una situación determinada, sino también aplicar cambios a largo plazo para evitar que se repitan. Un enfoque proactivo, combinado con una sólida cultura de la seguridad, puede reducir en gran medida los riesgos para los pacientes y aumentar la confianza en el sistema sanitario.

Capítulo 10

COLABORACIÓN INTERPROFESIONAL

Trabajar con cirujanos: comprender sus necesidades y expectativas

El éxito de una intervención quirúrgica es el resultado de una estrecha colaboración entre el cirujano y la enfermera anestesista. Comprender las necesidades y expectativas de los cirujanos es crucial para garantizar la seguridad del paciente y un procedimiento sin contratiempos. Esta sección pretende arrojar luz sobre el mundo de los cirujanos y sugerir formas de colaborar eficazmente.

1. La naturaleza dinámica de la cirugía:
   Comprender las técnicas quirúrgicas: Reconocer los diferentes requisitos anestésicos en función de la complejidad y la duración de la intervención.
   Conozca los puntos clave: Esté atento a los momentos cruciales de la operación en los que el cirujano puede requerir un cambio de anestesia.
2. Comunicación clara y eficaz:
   Antes de la operación: Hable de las necesidades, preocupaciones y expectativas específicas de la próxima operación.
   Durante la cirugía: Mantenga una comunicación abierta, informando de cualquier cambio en el estado del paciente o en los parámetros anestésicos.
3. Respeto mutuo:
   Reconocimiento de roles: Valorar la experiencia de cada persona respetando los límites de sus habilidades.
   Gestionar los desacuerdos: Manejar los desacuerdos con profesionalidad, anteponiendo siempre los intereses del paciente.
4. Anticiparse a las necesidades del cirujano:
   Preparación del material: Asegúrese de que todo el equipo y los medicamentos necesarios están listos y a mano.

Conocimiento de los hábitos: Comprender las preferencias y hábitos individuales de los cirujanos para facilitar la cooperación.

5. Capacidad de respuesta a las solicitudes:

Esté preparado para ajustar la anestesia a las necesidades cambiantes de la intervención y para responder rápidamente a las peticiones del cirujano.

6. Formación continua combinada:

Participe en sesiones de formación conjuntas para comprender las últimas técnicas quirúrgicas y anestésicas y cómo interactúan.

7. Informes postoperatorios:

Tras la operación, dedique un momento a comentar lo que ha ido bien y las posibles áreas de mejora para futuras operaciones.

8. Comprender los riesgos y el estrés asociados a la cirugía:

Reconocer la presión bajo la que operan los cirujanos y ofrecerles apoyo, ya sea clínico o emocional, cuando sea necesario.

9. Construir la confianza mutua:

Mediante una comunicación abierta, el respeto mutuo y una estrecha colaboración, desarrolle una relación de confianza con los cirujanos.

Trabajar en estrecha colaboración con los cirujanos requiere una comunicación fluida, comprensión mutua y respeto por las habilidades y responsabilidades de cada uno. Centrándose en la seguridad y el bienestar del paciente, las enfermeras anestesistas y los cirujanos pueden superar los retos y garantizar unos cuidados óptimos.

Sinergia con las enfermeras sala de recuperación y unidad de cuidados intensivos

Una vez finalizada la cirugía, el papel de la enfermera anestesista no se detiene. La gestión postoperatoria, en particular la transición a la sala de recuperación y finalmente a cuidados intensivos, es una fase crítica. La colaboración eficaz entre la enfermera anestesista y las enfermeras de estas unidades es esencial para garantizar una recuperación segura y sin complicaciones para el paciente.

1. La importancia de la comunicación:
   - **Transmitir información**: compartir todos los detalles relevantes sobre la anestesia, los procedimientos realizados y las complicaciones surgidas.
   - **Sesión informativa estructurada**: Utilice listas de comprobación o guías para asegurarse de que se cubren todos los puntos clave durante la sesión informativa.
2. Comprender el papel de las enfermeras de la sala de recuperación:
   - **Vigilancia estrecha**: Son los primeros en detectar signos de complicaciones postanestésicas.
   - **Tratamiento del dolor**: Se trata de controlar el dolor postoperatorio y requiere un profundo conocimiento de los fármacos administrados durante la cirugía.
3. Colaboración con la Unidad de Cuidados Intensivos:
   - **Pacientes de alto riesgo**: Para los pacientes que requieren una monitorización continua tras una cirugía mayor o debido a comorbilidades, es crucial comprender los protocolos de cuidados intensivos.
   - **Asistencia técnica**: En estas unidades se puede pedir a la enfermera anestesista que colabore en la

intubación o la colocación de puertos de acceso central.

4. Formación conjunta:

Participar en simulaciones y formación conjuntas para comprender mejor los retos específicos a los que se enfrentan estas enfermeras y reforzar sus habilidades en la gestión postoperatoria.

5. Retroalimentación:

Establecer un sistema en el que el personal de enfermería pueda proporcionar información sobre la gestión de la anestesia, ofreciendo oportunidades de mejora continua.

6. Reuniones periódicas de coordinación:

Organice reuniones para debatir protocolos, compartir actualizaciones y abordar preocupaciones o retos.

7. Apoyo emocional y psicológico:

Reconozca la presión bajo la que trabajan estas enfermeras, sobre todo cuando se enfrentan a complicaciones postoperatorias. Ofrezca apoyo y cooperación.

8. Continuidad de los cuidados:

Asegúrese de que las directrices y recomendaciones se comunican y siguen con claridad, garantizando que el paciente recibe una atención coherente y continua en cada fase de su recuperación.

La transición entre el quirófano, la sala de recuperación y la unidad de cuidados intensivos es un viaje complejo para el paciente. Una sinergia eficaz entre el enfermero anestesista y los enfermeros de estas unidades garantiza no sólo una seguridad óptima, sino también una mejor experiencia para el paciente. La clave es la comunicación abierta, el respeto mutuo y la comprensión de las funciones y responsabilidades de cada uno.

Trabajar con farmacéuticos y otros especialistas

La anestesia es una práctica médica compleja y polifacética que implica mucho más que la interacción entre el anestesista y el paciente. A menudo requiere una estrecha colaboración con otros especialistas, incluidos los farmacéuticos, para garantizar la seguridad del paciente y una atención eficaz. Esta sección explora la importancia de esta sinergia y cómo puede optimizarse la colaboración.

1. Lo esencial de la colaboración farmacéutica:
   - **Selección de medicamentos**: Los farmacéuticos aportan una experiencia esencial en la selección de medicamentos, teniendo en cuenta la eficacia, las interacciones entre medicamentos y las posibles alergias.
   - **Dosificación y administración**: Asesoran sobre las dosis adecuadas, las vías de administración y los tiempos, garantizando una anestesia segura y eficaz.
   - **Gestión de existencias**: Garantizar la disponibilidad continua de los medicamentos esenciales mediante una gestión adecuada de las existencias en colaboración con la farmacia.
2. Interacción con otros especialistas:
   - **Cardiólogos**: En el caso de pacientes con comorbilidades cardiacas, una discusión con el cardiólogo puede orientar la estrategia anestésica.
   - Respirologos: Para los pacientes con patologías respiratorias, el consejo de los respirologos es crucial para evitar complicaciones postoperatorias.
   - **Nefrólogos**: Desempeñan un papel clave para los pacientes con enfermedades renales, asesorando sobre la hidratación, la medicación y el tratamiento postoperatorio.

3. Reuniones multidisciplinares:
    Estas reuniones reúnen a distintos especialistas para debatir casos complejos y elaborar una estrategia de tratamiento óptima para el paciente.
4. Formación cruzada:
    Organizar sesiones de formación en las que la enfermera anestesista pueda aprender de los demás especialistas y viceversa, reforzando así la comprensión mutua y la colaboración.
5. Protocolos y directrices comunes:
    Desarrollar directrices conjuntas con otras especialidades para el tratamiento de los pacientes a fin de garantizar la coherencia y la calidad de la atención.
6. Disponibilidad para consultas rápidas:
    Establecer un canal de comunicación directa para consultas rápidas, que permita a los especialistas proporcionar asesoramiento en tiempo real durante la cirugía.
7. Comprender las responsabilidades:
    Cada especialista aporta una experiencia única. Reconocer y respetar sus habilidades y recomendaciones mejora la atención general.
8. Revisión de complicaciones y resultados:
    Celebrar sesiones de revisión en las que se discutan conjuntamente los casos complicados o las complicaciones, ofreciendo oportunidades de aprendizaje y mejora.

La colaboración con farmacéuticos y otros especialistas es una dimensión a menudo ignorada pero crucial de la práctica anestésica. Mejora la calidad de los cuidados, minimiza los riesgos y optimiza los resultados para el paciente. La clave es la comunicación abierta, el respeto mutuo, la comprensión de las habilidades de cada uno y la voluntad de trabajar en equipo en beneficio del paciente.

Capítulo 11

PATOLOGÍAS ESPECÍFICAS Y SUS IMPLICACIONES PARA LA ANESTESIA

Gestión de pacientes con múltiples comorbilidades

El manejo anestésico de pacientes con múltiples comorbilidades es un reto delicado. Estos pacientes suelen ser más vulnerables a las complicaciones y su manejo requiere un enfoque multidimensional, una anticipación meticulosa y una profunda experiencia clínica.

1. Evaluación preoperatoria:
   - **Historial médico detallado**: reúna todos los detalles de todas las afecciones existentes, los medicamentos que toma y las intervenciones quirúrgicas previas.
   - **Examen físico en profundidad**: Un examen específico para identificar posibles problemas que podrían influir en la elección de la anestesia.
2. Consultas multidisciplinares:
   - Trabajar en estrecha colaboración con otros especialistas para obtener una perspectiva completa y asesoramiento sobre el mejor enfoque para estos pacientes.
3. Preparación médica:
   - **Optimización**: Ajuste la medicación o los tratamientos para estabilizar las comorbilidades en la medida de lo posible antes de la cirugía.
   - **Pruebas específicas**: Dependiendo de las comorbilidades, pueden ser necesarias investigaciones adicionales, como ecocardiogramas para pacientes cardiacos.
4. Elección de la anestesia:
   - Opte por un método de anestesia que minimice los riesgos a la vez que sea eficaz para la cirugía prevista.
5. Monitorización intraoperatoria:
   - En estos pacientes puede ser necesario un seguimiento avanzado para detectar precozmente

cualquier complicación o desviación de los parámetros normales.
6. Gestión de la medicación:
Preste atención a las interacciones farmacológicas, las contraindicaciones y los posibles efectos secundarios, teniendo en cuenta las comorbilidades.
7. Tratamiento postoperatorio:
Vigilancia estrecha: Estos pacientes pueden requerir una observación prolongada en la sala de recuperación o incluso el ingreso en cuidados intensivos.

Tratamiento del dolor: Garantizar que el tratamiento del dolor sea eficaz sin agravar sus afecciones subyacentes.
8. Preparación para la salida:
Garantizar una transición fluida a la atención domiciliaria o a una unidad de cuidados prolongados con instrucciones claras sobre la gestión de las comorbilidades y la medicación.
9. Comunicación:
Informe claramente a los pacientes y sus familias de los riesgos potenciales, los beneficios y el plan de tratamiento para garantizar su consentimiento informado.
10. Documentación meticulosa:
Documente todos los detalles relevantes, las decisiones tomadas y las razones que las justifican, para futuras consultas y para otros profesionales sanitarios implicados.

La gestión de pacientes con múltiples comorbilidades es una de las tareas más exigentes de la anestesia. No sólo requiere conocimientos médicos, sino también la capacidad de anticiparse a los retos, comunicarse eficazmente y tomar decisiones informadas para garantizar la seguridad y el bienestar del paciente en cada fase del proceso quirúrgico.

Anestesia para pacientes que padecen enfermedades raras

El tratamiento anestésico de pacientes con enfermedades raras requiere una preparación meticulosa, conocimientos especializados y un enfoque adaptado a cada paciente. Estas enfermedades, aunque poco comunes, pueden plantear retos anestésicos únicos, aumentando el riesgo de complicaciones.

1. Comprender las enfermedades raras:
   - **Investigación y documentación**: conocer la enfermedad, sus implicaciones y las posibles consecuencias para la anestesia y la cirugía.
   - **Síntomas y manifestaciones**: Comprender los síntomas y manifestaciones de la enfermedad que pueden influir en la anestesia.
2. Evaluación preoperatoria:
   - **Historial médico**: reúna detalles sobre la evolución de la enfermedad, los tratamientos anteriores y los procedimientos quirúrgicos previos.
   - **Consultas a especialistas**: Trabajar con médicos de cabecera o especialistas que traten la enfermedad del paciente para obtener información específica.
3. Preparación preanestésica:
   - **Fármacos específicos**: Identifique los fármacos que deben evitarse o preferirse para estos pacientes.
   - **Optimización**: Asegúrese de que la enfermedad se estabiliza en la medida de lo posible antes de la cirugía.
4. Técnicas anestésicas adaptadas:
   - **Elección de la anestesia**: Seleccione una técnica anestésica que sea segura para la enfermedad específica y adecuada para el procedimiento quirúrgico.

Monitorización avanzada: Algunos pacientes pueden requerir una monitorización especializada debido a su enfermedad.

5. Gestión intraoperatoria:

Mayor vigilancia: Esté especialmente atento a los cambios fisiológicos que pueden no ser típicos de los pacientes sin esta afección.

Adaptabilidad: Estar preparado para adaptar la técnica anestésica en función de la respuesta del paciente.

6. Tratamiento postoperatorio:

Monitorización reforzada: Estos pacientes pueden requerir una monitorización postoperatoria prolongada y cuidadosa.

Comunicación con el equipo médico: informar al equipo médico de las especificidades de la enfermedad del paciente y del tratamiento anestésico.

7. Educación del paciente y la familia:

Hable de los riesgos específicos y las precauciones que deben tomarse tras la cirugía, teniendo en cuenta la enfermedad subyacente.

8. Revisión postoperatoria:

Organice reuniones de seguimiento para evaluar la respuesta del paciente e identificar áreas de mejora para futuras intervenciones.

El tratamiento anestésico de pacientes con enfermedades raras requiere no sólo experiencia clínica, sino también la capacidad de adaptar y personalizar el enfoque para cada individuo. La clave es la preparación, la colaboración interdisciplinar y la comunicación transparente para garantizar la seguridad y el bienestar del paciente.

Consideraciones especiales para pacientes ancianos

Con el aumento de la esperanza de vida y los avances médicos, cada vez más pacientes ancianos se someten a cirugía. El tratamiento anestésico de estos pacientes presenta retos específicos, ya que el envejecimiento va acompañado de cambios fisiológicos, comorbilidades y polifarmacia.

1. Cambios fisiológicos relacionados con la edad:
   - **Cardiovascular**: Disminución de la reserva cardiaca, aumento de la rigidez vascular.
   - **Respiratorio**: Disminución de la función pulmonar, alteración de los mecanismos de defensa de las vías respiratorias.
   - **Renal**: Disminución de la función renal, alteración del metabolismo del fármaco.
   - **Neurológicos**: Aumento de la sensibilidad a los agentes anestésicos, aumento del riesgo de confusión postoperatoria.
2. Evaluación preoperatoria:
   - **Historial médico completo**: Preste atención a las comorbilidades, medicamentos y cirugías previas.
   - **Evaluación funcional**: Evalúa la capacidad del paciente para realizar tareas cotidianas, lo que puede predecir los resultados postoperatorios.
3. Preparación médica:
   - **Optimizar las comorbilidades**: Asegurarse de que las afecciones existentes, como la hipertensión o la diabetes, están bien controladas.
   - **Medicación**: Revise la medicación del paciente para evitar interacciones y reducir riesgos.

4. Elección de la anestesia:

Selección adecuada: Opte por técnicas que minimicen los riesgos para el paciente anciano, como la anestesia locorregional cuando proceda.

5. Gestión intraoperatoria:

Seguimiento estrecho: Vigilancia reforzada para detectar cualquier complicación en una fase temprana.

Prevención de la hipotermia: Los pacientes ancianos son más susceptibles a la hipotermia en el quirófano.

6. Tratamiento postoperatorio:

Tratamiento del dolor: Favorecer los métodos multimodales para minimizar los efectos secundarios de los opiáceos.

Control de la confusión: Los pacientes ancianos son más propensos a desarrollar confusión postoperatoria o delirio.

7. Movilización temprana:

Fomente la movilización precoz para reducir el riesgo de complicaciones como la neumonía o la trombosis venosa profunda.

8. Comunicación eficaz:

Garantizar una comunicación clara con los pacientes y sus familias sobre el plan de tratamiento, los riesgos y los beneficios.

9. Transiciones asistenciales:

Coordinar la transición a los cuidados postoperatorios, ya sea en casa o en una unidad especializada, para garantizar la continuidad de la atención.

El tratamiento de los pacientes ancianos requiere una sensibilidad especial, una preparación minuciosa y un enfoque global para optimizar los resultados y minimizar las complicaciones. El objetivo es garantizar una

experiencia quirúrgica segura y cómoda para esta
población vulnerable.

Capítulo 12

URGENCIAS Y SITUACIONES EXCEPCIONALES EN ANESTESIA

Anestesia en situaciones de catástrofe y crisis humanitaria

Las catástrofes y las crisis humanitarias, ya sean causadas por desastres naturales, conflictos armados o epidemias, requieren una respuesta médica rápida y eficaz. La prestación de cuidados anestésicos en tales situaciones es compleja y presenta numerosos retos.

1. Evaluación inicial:
   - **Evaluación de las necesidades**: ¿Cuál es la magnitud de la catástrofe? ¿Qué tipos de lesiones o enfermedades prevalecen?
   - **Recursos disponibles**: ¿De qué equipos, medicamentos y personal se dispone in situ?
2. Montaje rápido:
   - **Instalación de quirófanos de emergencia**: Utilice tiendas de campaña, estructuras temporales o instalaciones existentes.
   - **Esterilización**: Esterilización de instrumentos en condiciones a menudo precarias.
3. Limitaciones de recursos:
   - **Anestesia subóptima**: En algunos casos, puede que tengamos que conformarnos con anestésicos locales o técnicas menos idóneas.
   - **Tratamiento del dolor**: Los opiáceos y otros analgésicos pueden escasear.

4. Formación del personal:
   - **Versatilidad**: En estas situaciones, el personal suele tener que asumir varias funciones.
   - **Formación rápida**: Formar al personal local o a voluntarios en los principios básicos de la anestesia.
5. Riesgos de Accrus:
   - **Infecciones**: Mayor riesgo de infecciones debido a la cirugía en condiciones no estériles.

Complicaciones: Menos monitorización y equipamiento significa un mayor riesgo de complicaciones anestésicas.

6. Colaboración interdisciplinar:

Equipos multidisciplinares: trabajan en estrecha colaboración con cirujanos, enfermeras, logistas y otros especialistas.

7. Aspectos éticos y culturales:

Consentimiento informado: Cómo desenvolverse en situaciones en las que obtener un consentimiento informado formal puede resultar difícil.

Respeto de las normas culturales: Tener en cuenta las creencias y prácticas locales a la hora de prestar cuidados.

8. Apoyo psicológico:

Para los pacientes: Reconocer el trauma y el estrés que sufren los pacientes y sus familias.

Para el personal: Prevenir el agotamiento y proporcionar apoyo psicológico al personal que se enfrenta a situaciones extremadamente difíciles.

9. Transición a los cuidados de larga duración:

Rehabilitación: Planificación de la transición de los pacientes a los cuidados postoperatorios y de rehabilitación.

Formación continua: Asegúrese de que el personal local sigue formándose y equipándose después de que los equipos de intervención se hayan marchado.

La anestesia en situaciones de catástrofe y crisis humanitaria requiere flexibilidad, innovación y capacidad de recuperación. Estas intervenciones son cruciales para salvar vidas en contextos a menudo caóticos y desfavorables. La preparación, la colaboración y la dedicación del personal son esenciales para proporcionar una asistencia de calidad en estas situaciones extremas.

Apoye una reacción anafiláctica

La anafilaxia es una reacción alérgica grave y potencialmente mortal. Puede producirse tras la administración de muchos fármacos y sustancias utilizados durante la anestesia. Por ello, es vital que las enfermeras anestesistas estén preparadas para identificar y gestionar rápidamente una situación de este tipo.

1. Reconocer los síntomas:
   Cardiovascular: Hipotensión, taquicardia o bradicardia, arritmia.
   Respiratorio: Broncoespasmo, cianosis, hipoxia, edema laríngeo.
   Cutáneas: Erupción cutánea, urticaria, enrojecimiento.
   Neurológicas: Malestar, confusión, pérdida de conciencia.
2. Detención inmediata del agente culpable:
   Si es posible, identifique y detenga inmediatamente la administración del fármaco o sustancia sospechosa de causar la reacción.
3. Mantenimiento de las vías respiratorias y ventilación:
   Intubación o ventilación: Asegure una oxigenación y ventilación adecuadas. La intubación de emergencia puede ser necesaria en caso de edema laríngeo.
   Oxígeno suplementario: Administre altas concentraciones de oxígeno.
4. Estabilización cardiovascular:
   Líquidos: Deben administrarse rápidamente líquidos intravenosos para combatir la hipotensión.
   Medicación: A menudo son necesarios vasopresores como la adrenalina.
5. Administración de adrenalina:
   La adrenalina es el fármaco de primera elección para tratar la anafilaxia. Debe administrarse inmediatamente.

6. Antihistamínicos y corticosteroides:
   Estos fármacos pueden utilizarse para tratar y prevenir la progresión de la reacción anafiláctica.
7. Manejo del broncoespasmo:
   Pueden administrarse broncodilatadores, como el salbutamol, para controlar el broncoespasmo.
8. Vigilancia continua:
   Vigile de cerca las constantes vitales, la pulsioximetría, la capnografía y, si está disponible, la tensión arterial invasiva.
9. Reanimación cardiopulmonar (RCP):
   En caso de parada cardiaca, inicie inmediatamente la RCP.
10. Postgestión:
    Una vez estabilizada la situación, es crucial trasladar al paciente a una unidad donde pueda ser monitorizado.
    Asegúrese de que el paciente, la familia y el equipo médico están informados sobre la reacción y los fármacos o sustancias potencialmente culpables.
    Puede que sea necesario realizar más investigaciones para identificar al culpable.

El manejo rápido y eficaz de la anafilaxia por parte de la enfermera anestesista puede significar la diferencia entre la vida y la muerte. Por lo tanto, la formación regular y los simulacros en la gestión de estas situaciones de emergencia son esenciales.

Anestesia fuera del quirófano: situaciones de emergencia

Más allá de las paredes estériles del quirófano, la enfermera anestesista puede tener que intervenir en situaciones de emergencia, ya sea en otras zonas del hospital o incluso fuera de él. Estas situaciones requieren no sólo habilidades técnicas sino también la capacidad de adaptarse a entornos menos controlados.

1. Contextos en los que se practica habitualmente la anestesia fuera del quirófano:
- **Servicios de diagnóstico por imagen**: radiología intervencionista, resonancia magnética, tomografía computarizada.
- **Endoscopia**: Gastroenterología, broncoscopia.
- **Salas estériles**: Para pacientes inmunocomprometidos.
- **Urgencias**: Traumatología, reanimación en urgencias.
- **Sobre el terreno**: catástrofes, zonas de guerra, intervención rápida.

2. Retos específicos:
- Entornos no esterilizados: Mayor riesgo de infección.
- **Equipamiento limitado**: Ausencia de algunas de las características habituales del bloque.
- **Espacio reducido**: Falta de movilidad, dificultad para acceder al paciente.
- **Equipo médico diverso**: colaboración con profesionales de otras especialidades.

3. Preparación esencial:
- **Evaluación rápida del paciente**: historial, medicación, alergias.
- **Comprobación del equipo**: Disponibilidad y funcionamiento de los dispositivos.
- **Comunicación**: Diálogo claro con el equipo médico y el paciente.

4. Técnicas anestésicas específicas:
- **Sedación**: Suele utilizarse para procedimientos cortos o dolorosos.
- **Anestesia local o regional**: Preferible para zonas específicas del cuerpo.
- **Anestesia general**: En situaciones más complejas o para pacientes poco cooperativos.

5. Seguimiento del paciente:

- **Monitorización**: Monitorización constante de los signos vitales.
- **Prevención de complicaciones**: Anticiparse a las reacciones adversas y a los problemas respiratorios.

6. Gestión de las complicaciones:

- **Hipoxia**: Asegure una ventilación y oxigenación adecuadas.
- **Reacciones alérgicas**: Tratamiento inmediato con la medicación adecuada.
- **Complicaciones cardiovasculares**: Manejo de arritmias, hipotensión o hipertensión.

7. Post anestesia:

- **Seguimiento postoperatorio**: Asegurarse de que el paciente recupera la consciencia y está estabilizado.
- **Traslado**: Dependiendo del estado del paciente, decida si ingresarlo en una unidad de cuidados intensivos, en una sala de recuperación o en un hospital.

La anestesia fuera del quirófano es una práctica exigente que pone a prueba la versatilidad y adaptabilidad de la enfermera anestesista. Aunque presenta retos particulares, es esencial para garantizar unos cuidados de calidad en situaciones diversas y a menudo urgentes. La formación continua y la simulación son cruciales para preparar a estos profesionales para estas situaciones poco habituales.

Capítulo 13

ANESTESIA Y POBLACIONES ESPECIALES

Pacientes inmunocomprometidos y trasplantes

En el vasto mundo de la medicina, el tratamiento de los pacientes inmunodeprimidos y trasplantados plantea retos únicos, sobre todo cuando es necesaria una intervención quirúrgica que requiera anestesia. El estado de inmunodepresión de estos pacientes los hace especialmente vulnerables a infecciones, reacciones a fármacos y otras complicaciones postoperatorias.

1. Comprender la inmunosupresión:
   - **Causas de inmunodepresión**: Enfermedades autoinmunes, quimioterapia, radioterapia, fármacos inmunosupresores, VIH, etc.
   - **Consecuencias para el sistema inmunológico**: Vulnerabilidad a las infecciones, retraso en la cicatrización, reacciones inflamatorias alteradas.
2. Evaluación preoperatoria:
   - **Historial médico**: motivos de la inmunosupresión, tratamientos actuales, historial de infecciones, vacunaciones recientes.
   - **Examen clínico**: Evaluación del estado general, búsqueda de infecciones activas.
   - **Otras investigaciones**: Análisis de sangre, radiografía de tórax, cultivos si es necesario.
3. Riesgos específicos de la anestesia:
   - **Reacciones medicamentosas**: Interacciones con fármacos inmunosupresores, aumento del riesgo de efectos secundarios.
   - **Infecciones postoperatorias:** Alto riesgo debido a la baja capacidad de defensa del organismo.
   - **Cicatrización**: Posible retraso en la cicatrización de heridas quirúrgicas.

4. Preparación anestésica:

Profilaxis antibiótica: Administración de antibióticos antes de la cirugía para prevenir la infección.

Optimización del estado nutricional: nutrición adecuada para mejorar la cicatrización y la respuesta inmunitaria.

Preparación mental del paciente: Tranquilización, información sobre riesgos y beneficios.

5. Monitorización intraoperatoria:

Vigilancia intensiva: estrecha vigilancia de las constantes vitales, la temperatura y la saturación de oxígeno.

Asepsia rigurosa: Mantenimiento de un entorno estéril para prevenir infecciones.

6. Tratamiento postoperatorio:

Vigilancia de la infección: Vigilancia de los signos de infección, cultivos si es necesario.

Tratamiento del dolor: Analgesia eficaz sin comprometer aún más el sistema inmunitario.

Nutrición e hidratación: Garantice una nutrición adecuada para favorecer la recuperación.

7. Pacientes trasplantados:

Conocimiento del injerto: tipo de trasplante, fecha, posibles complicaciones.

Fármacos inmunosupresores: Dosis, interacciones farmacológicas.

Riesgos de rechazo: Reconocer los primeros signos de rechazo del injerto.

El tratamiento anestésico de los pacientes inmunodeprimidos y trasplantados requiere una atención meticulosa, una preparación rigurosa y una mayor vigilancia. Cada etapa, desde la evaluación preoperatoria hasta la recuperación postoperatoria, debe adaptarse para minimizar los riesgos y garantizar el mejor resultado para estos pacientes especialmente frágiles.

Anestesia para pacientes con trastornos psiquiátricos

Los pacientes que sufren trastornos psiquiátricos representan una población específica dentro del espectro médico. Sus necesidades particulares, además de su medicación y su historial clínico, exigen un enfoque matizado e individualizado cuando se requiere una intervención quirúrgica bajo anestesia.

1. Comprender el espectro de los trastornos psiquiátricos:

    Panorama de patologías: esquizofrenia, trastorno bipolar, depresión mayor, trastornos de ansiedad, TEPT y otros.

    Consecuencias para la percepción y la cognición: Alteraciones de la realidad, vulnerabilidad a la ansiedad o a la confusión.
2. Evaluación preoperatoria:

    Antecedentes psiquiátricos: duración de la enfermedad, tratamientos actuales y anteriores, episodios de hospitalización, síntomas actuales.

    Historial de medicación: medicación psicotrópica, riesgo de interacciones farmacológicas, cumplimiento del tratamiento.

    Evaluación del estado mental actual: estabilidad, presencia de síntomas agudos, nivel de ansiedad ante la cirugía.
3. Riesgos específicos de la anestesia:

    Interacciones medicamentosas: Interacción potencial entre los anestésicos y las drogas psicotrópicas.

    Reacciones postanestésicas: Mayor riesgo de confusión, agitación y delirio postoperatorio.

    Respuesta al dolor: Percepción alterada del dolor, respuesta emocional amplificada.

4. Preparación anestésica:

Estrategia de medicación: Adaptar la anestesia para minimizar las interacciones y los efectos secundarios.

Comunicación eficaz: Asegurarse de que el paciente entiende el proceso y se siente seguro.

Apoyo psicológico: Llame a un equipo de salud mental si es necesario para preparar al paciente.

5. Monitorización intraoperatoria:

Vigilancia de los signos de agitación: aumento de la reactividad a los estímulos, fluctuaciones de la tensión arterial o del ritmo cardíaco.

Ajuste de la anestesia: Responda rápidamente a los signos de estrés o malestar.

6. Tratamiento postoperatorio:

Control del delirio: Reconozca y trate rápidamente los signos de confusión o agitación.

Tratamiento del dolor: Adaptar el tratamiento analgésico para minimizar el estrés emocional.

Comunicación postoperatoria: Asegurarse de que el paciente comprende su situación y se siente seguro.

El tratamiento anestésico de los pacientes con trastornos psiquiátricos requiere una atención meticulosa y una colaboración interdisciplinar. Cada fase, desde la preparación hasta la recuperación, debe abordarse con compasión, comprensión y pericia para garantizar la seguridad y el bienestar del paciente durante todo el proceso quirúrgico.

Consideraciones para los pacientes obesos o bariátricos

La anestesia para pacientes bariátricos y obesos presenta retos únicos. Estos pacientes pueden presentar comorbilidades asociadas a la obesidad y cambios anatómicos y fisiológicos debidos a la cirugía, que requieren un tratamiento anestésico adaptado.

1. Obesidad: más allá del IMC:
   Definición y epidemiología: Comprender el alcance de la obesidad en la población.
   Comorbilidades asociadas: Hipertensión, diabetes, apnea del sueño, enfermedades cardiacas, entre otras.
2. Evaluación preoperatoria:
   Historial médico: centrado en las patologías asociadas a la obesidad.
   Historial quirúrgico: Tipo de cirugía bariátrica, cualquier complicación, resultados postoperatorios.
   Función respiratoria: Riesgo de apnea del sueño, capacidad pulmonar reducida, atelectasia.
3. Desafíos anatómicos y fisiológicos:
   Vías respiratorias: Dificultad potencial de intubación debido a la distribución de la grasa.
   Sistema cardiovascular: Aumento de la carga de trabajo cardiaco, riesgo de arritmias.
   Metabolismo de los fármacos: Alteración de la distribución, el metabolismo y la eliminación de los fármacos.
4. Preparación para la anestesia:
   Técnicas de inducción: Anticipe las posibles dificultades de intubación.
   Colocación del paciente: Asegure una ventilación y perfusión adecuadas.
   Acceso vascular: Asegurar una buena canulación, teniendo en cuenta la adiposidad.
5. Monitorización intraoperatoria:
   Monitorización respiratoria: Riesgos de atelectasia e hipoxia.
   Hemodinámica: Vigile la sobrecarga cardiaca y la isquemia miocárdica.

6. Tratamiento postoperatorio:

Gestión respiratoria: riesgo de apnea, necesidad de oxigenoterapia.

Tratamiento del dolor: Evaluar la necesidad de analgésicos, teniendo en cuenta el metabolismo de los fármacos.

Movilización precoz: Fomentar el movimiento para prevenir las complicaciones tromboembólicas y respiratorias.

El tratamiento anestésico de los pacientes obesos o bariátricos requiere una planificación cuidadosa, una vigilancia minuciosa y una estrecha colaboración con el equipo quirúrgico. Un conocimiento profundo de los cambios fisiológicos y los riesgos asociados a la obesidad ayudará a garantizar la seguridad y el bienestar del paciente antes, durante y después de la intervención.

Capítulo 14

TRATAMIENTO DEL DOLOR CRÓNICO

Papel de la enfermera anestesista en clínicas del dolor

El tratamiento del dolor es una especialidad médica en rápido crecimiento. En el centro de este desarrollo, la enfermera anestesista desempeña un papel fundamental al combinar conocimientos clínicos avanzados con un enfoque centrado en el paciente para ofrecer una atención integral. Las clínicas del dolor se dedican al cuidado de pacientes que sufren dolor crónico, agudo o postoperatorio, o dolor causado por enfermedades específicas.

1. Comprender los mecanismos del dolor:
   - **Tipos de dolor**: Distinción entre dolor nociceptivo, neuropático y psicógeno.
   - **Evaluación del dolor**: uso de escalas de dolor, historia del dolor, desencadenantes.
2. Técnicas de intervención:
   - **Bloqueos nerviosos**: Bloqueos periféricos y centrales para aliviar el dolor.
   - **Terapias intratecales**: Administración de fármacos directamente en el espacio subaracnoideo o epidural.
   - **Radiofrecuencia y neurolisis**: Destrucción de los nervios responsables del dolor.
3. Administración de fármacos analgésicos:
   - **Opiáceos**: Morfina, fentanilo y otros.
   - Analgésicos no opiáceos: Paracetamol, AINE.
   - **Medicamentos coadyuvantes**: Antidepresivos, anticonvulsivos para el dolor neuropático.
4. Enfoque holístico del tratamiento del dolor:
   - **Terapias complementarias**: acupuntura, masajes, fisioterapia.
   - **Apoyo psicológico**: identificar y tratar el componente emocional del dolor.
5. Educación del paciente:

Técnicas de autocontrol del dolor: técnicas de relajación, meditación.

Conocimiento de los medicamentos: efectos secundarios, riesgos de adicción, interacciones farmacológicas.

6. Colaboración multidisciplinar:

Trabaje con otros profesionales sanitarios: fisioterapeutas, psicólogos, neurólogos, etc. para proporcionar una atención integral.

Mantenerse al día de las últimas investigaciones: asistir a conferencias, seminarios y cursos de formación continua.

La enfermera anestesista de una clínica del dolor es más que una simple técnica; es una defensora, una educadora y, a menudo, un pilar de apoyo para los pacientes que buscan desesperadamente alivio. Es esencial que la enfermera anestesista posea no sólo sólidas habilidades clínicas, sino también capacidad de empatía y comprensión para atender mejor a esta singular población de pacientes.

Técnicas avanzadas tratamiento del dolor

El dolor, ya sea agudo o crónico, puede ser extremadamente debilitante para los pacientes. El tratamiento avanzado del dolor es la culminación de décadas de investigación, práctica clínica e innovación tecnológica. Su objetivo no es sólo reducir el dolor, sino también mejorar la calidad de vida de los pacientes.

1. Técnicas de intervención:

Neuroestimulación eléctrica transcutánea (TENS): Uso de corrientes eléctricas para modular la percepción del dolor.

- **Estimulación de la médula espinal (EME)**: Implantación de electrodos para bloquear la transmisión del dolor.
- **Radiofrecuencia pulsada:** Se utiliza para desactivar temporalmente los nervios responsables del dolor.

2. Enfoques farmacológicos avanzados:
- **Bombas analgésicas:** Bombas implantables para administrar analgésicos directamente en el espacio epidural o intratecal.
- **Tratamientos dirigidos**: Uso de fármacos específicos para tipos concretos de dolor, como el dolor neuropático.

3. Terapias biológicas:
- **Plasma rico en plaquetas (PRP)**: Se utiliza para tratar el dolor musculoesquelético gracias a las propiedades regenerativas de la sangre del propio paciente.
- **Terapias celulares**: Uso de células madre para promover la curación y reducir el dolor.

4. Enfoques psicológicos avanzados:
- **Terapia cognitivo-conductual (TCC)**: Ayudar a los pacientes a comprender y controlar su reacción al dolor.
- **Biorretroalimentación**: Entrenamiento de los pacientes para controlar determinadas funciones fisiológicas con el fin de controlar el dolor.

5. Técnicas de relajación y meditación:
- **Meditación de atención plena**: centrarse en el momento presente para reducir la percepción del dolor.
- **Relajación muscular progresiva**: tense y relaje gradualmente los grupos musculares para aliviar el dolor.

6. Enfoques complementarios:
- **Acupuntura**: La inserción de finas agujas para estimular puntos específicos del cuerpo.

Terapia de frío y calor: Utilizar el calor y el frío para reducir la inflamación y aliviar el dolor.

Las técnicas avanzadas de tratamiento del dolor requieren un conocimiento profundo de los mecanismos del dolor y una formación especializada. Sin embargo, abren nuevas posibilidades para tratar a los pacientes que sufren dolor refractario y mejoran considerablemente su calidad de vida.

Trabajar con otros especialistas en el tratamiento del dolor

El tratamiento del dolor es un campo complejo que a menudo requiere un enfoque multidisciplinar para proporcionar a los pacientes una atención integral y eficaz. La colaboración entre las enfermeras anestesistas y otros especialistas es esencial para desarrollar y aplicar planes de tratamiento integrales. Esta estrecha colaboración proporciona una visión holística adaptada a cada paciente.

1. Reumatólogos:
   Evaluación de las afecciones musculoesqueléticas: Diagnóstico y recomendaciones para el dolor de origen óseo o articular.
   Colaboración en el tratamiento: Combinación de terapias farmacológicas y no farmacológicas para un manejo óptimo.
2. Neurólogos:
   Tratamiento del dolor neuropático: comprender los trastornos nerviosos y proponer tratamientos adecuados.
   Evaluación neurofisiológica: Pruebas en profundidad para localizar y cuantificar el daño nervioso.

3. Psiquiatras y psicólogos:
- *Evaluación del impacto psicológico*: Comprender cómo afecta el dolor al estado de ánimo, el sueño y el bienestar general.
- *Intervenciones terapéuticas*: terapias cognitivo-conductuales, biorretroalimentación y otras técnicas para gestionar el aspecto psicológico del dolor.

4. Fisioterapeutas:
- *Fisioterapia*: Ejercicios y manipulaciones para mejorar la movilidad y reducir el dolor.
- *Educación del paciente*: Consejos sobre la postura, el movimiento y las actividades cotidianas para prevenir el dolor recurrente.

5. Farmacéuticos clínicos:
- *Gestión de fármacos*: Asesoramiento sobre fármacos analgésicos, sus interacciones y efectos secundarios.
- *Terapias coadyuvantes*: Sugerencias de agentes complementarios para aumentar la eficacia de los regímenes analgésicos.

6. Acupuntores:
- *Enfoque tradicional chino*: Uso de la acupuntura para reducir el dolor y estimular la curación.
- *Trabajar juntos para combinar los cuidados*: integrar la acupuntura en un plan de tratamiento global.

7. Nutricionistas:
- *Impacto de la nutrición en el dolor*: Comprender cómo la dieta puede influir en la inflamación y el dolor.
- *Planes dietéticos*: Creación de dietas específicas para ayudar a reducir el dolor y promover la curación.

Al colaborar estrechamente con estos especialistas, la enfermera anestesista puede ofrecer una atención integral e individualizada que va más allá de la anestesia para garantizar un tratamiento óptimo del dolor en cada paciente. Esta sinergia profesional permite una mejor comprensión de las necesidades del paciente, una comunicación fluida y una aplicación coherente de los planes de tratamiento.

Capítulo 15

MEDIO AMBIENTE E INFRAESTRUCTURAS EL QUIRÓFANO

Diseño y organización óptimos de una sala de anestesia

Una sala de anestesia bien diseñada es crucial no sólo para la eficacia del proceso, sino sobre todo para la seguridad del paciente. La disposición, el equipamiento y las características del entorno deben pensarse meticulosamente para garantizar una atención óptima.

1. La ordenación del territorio:
   - *Zona central*: Espacio para el paciente, fácilmente accesible desde todos los ángulos.
   - *Espacio de circulación*: Suficientemente amplio para permitir el fácil movimiento del personal médico, sin obstrucciones.
2. Iluminación:
   - *Luz regulable*: Intensidad variable para satisfacer las necesidades de procedimientos específicos.
   - *Iluminación de emergencia*: En caso de corte de electricidad, debe estar disponible al instante.
3. Equipo de anestesia:
   - *Equipo de anestesia*: Colocado para facilitar la visibilidad y la accesibilidad.
   - *Succión*: Funcional, comprobada regularmente y al alcance de la mano.
   - *Monitores*: Disposición ergonómica para una lectura rápida de los parámetros vitales.
4. Almacenamiento de medicamentos y material fungible:
   - *Armarios con cerradura*: Para medicamentos controlados y sustancias potencialmente peligrosas.
   - *Cajones etiquetados*: organizados según la frecuencia de uso y la categoría del producto.
5. Manejo de las vías respiratorias:
   - *Almacenamiento específico*: Todos los tamaños de laringoscopios, mascarillas, tubos endotraqueales y otros dispositivos de intubación deben estar fácilmente disponibles.

Succión oral: Listo para usar para eliminar secreciones u obstrucciones.

6. Seguridad:

Sistemas de alarma: Funcionales y fácilmente audibles.

Sensores de oxígeno: Para prevenir situaciones de hipoxia.

Extintores: Colocados estratégicamente para hacer frente a posibles incendios.

7. Comunicaciones:

Sistemas de llamada: para una comunicación rápida con otros departamentos o especialistas.

Teléfonos de emergencia: Para un acceso inmediato a los servicios de emergencia.

8. Ergonomía y comodidad:

Sillas ergonómicas: Para el personal, que garantizan la comodidad durante procedimientos prolongados.

Temperatura controlada: Mantiene una temperatura ambiente adecuada para los pacientes y el personal.

9. Zonas de lavado:

Lavabos: Con controles no manuales para reducir la contaminación.

Dispensadores de desinfectante: de fácil acceso para una rápida higiene de las manos.

10. Equipo de emergencia:

Carros de urgencias: almacenados con el equipo de reanimación, claramente etiquetados y revisados con regularidad.

Desfibriladores: Cargados y listos para usar.

El diseño y la organización de una sala de anestesia reflejan un compromiso con la seguridad, la calidad de los cuidados y la eficacia. Cada elemento, desde la disposición del mobiliario hasta la colocación de los medicamentos, debe planificarse cuidadosamente para satisfacer las necesidades de situaciones imprevistas y garantizar una atención óptima al paciente en cada fase.

Seguridad medioambiental y protocolos de higiene

En el mundo de la medicina, y en particular en la sala de anestesia, los protocolos de seguridad e higiene ambiental son de suma importancia. Desempeñan un papel vital no sólo en la prevención de infecciones, sino también a la hora de garantizar un entorno seguro y eficaz para los pacientes y el personal.

1. Control de infecciones:
   Desinfección de las manos: Fomente el lavado frecuente de las manos y el uso de desinfectantes a base de alcohol.
   Uso de ropa protectora: Uso sistemático de batas, mascarillas, guantes y gafas durante los procedimientos.
2. Mantenimiento y limpieza del equipo:
   Protocolos de desinfección: Limpieza periódica de los equipos de anestesia, monitores y otros equipos con desinfectantes adecuados.
   Mantenimiento regular: Asegurarse de que el equipo funciona correctamente para evitar averías inesperadas.
3. Gestión de residuos médicos:
   Separación de residuos: cubos separados para residuos biomédicos, objetos punzantes y residuos generales.
   Eliminación segura: Siga los protocolos locales y nacionales para su correcta eliminación.
4. Calidad del aire y ventilación:
   Filtros HEPA: Instalación de sistemas de ventilación con filtros HEPA para eliminar partículas finas y contaminantes.
   Control de la calidad del aire: Uso de detectores para controlar los niveles de oxígeno y evitar fugas de anestésicos gaseosos.

5. Seguridad de suelos y superficies:
   Limpieza frecuente: Utilice soluciones desinfectantes para evitar la contaminación cruzada.
   Antideslizante: Mantenga los suelos secos para evitar caídas.
6. Gestión de la exposición a los anestésicos:
   Evitar fugas: Comprobación periódica de las conexiones y juntas de los equipos de anestesia.
   Ventilación adecuada: Evite las concentraciones de anestésicos gaseosos en el aire.
7. Almacenamiento seguro de los medicamentos:
   Armarios con cerradura: Guarde los medicamentos, especialmente los controlados, en lugares seguros y accesibles sólo al personal autorizado.
   Organización clara: Etiquete y organice los medicamentos para evitar errores de medicación.
8. Formación y sensibilización:
   Sesiones de formación: Organice sesiones de formación periódicas para el personal sobre los protocolos de salud y seguridad.
   Actualizaciones sobre las mejores prácticas: asegurarse de que el personal conoce las últimas recomendaciones en materia de salud y seguridad.

Los protocolos de seguridad e higiene ambiental no son sólo procedimientos, sino un compromiso con el bienestar de los pacientes y el personal. En un entorno tan crucial como la sala de anestesia, cada detalle cuenta, y la aplicación rigurosa de estos protocolos es esencial para garantizar la mejor atención posible.

Gestión de recursos y suministros

La sala de anestesia es uno de los pilares de un establecimiento médico. Es esencial para muchas intervenciones quirúrgicas, tanto urgentes como programadas. La gestión eficaz de los recursos y suministros es crucial, no sólo para garantizar la seguridad del paciente, sino también para que las operaciones se desarrollen sin contratiempos. Desde el equipo técnico hasta los medicamentos esenciales, cada elemento debe gestionarse meticulosamente.

1. Inventario de medicamentos:
   Control regular: Mantenga un inventario preciso de los medicamentos disponibles y de sus fechas de caducidad.
   Pedidos proactivos: Previsión de las necesidades futuras en función de las cirugías previstas y del consumo habitual.
2. Mantenimiento del equipo:
   Programa de mantenimiento: Establezca un programa de mantenimiento regular para cada pieza del equipo.
   Reparaciones rápidas: Una red de técnicos cualificados listos para intervenir rápidamente en caso de avería.
3. Almacenamiento adecuado:
   Zonas de almacenamiento definidas: Asigne zonas específicas para medicamentos, equipos y otros suministros.
   Condiciones óptimas: Asegúrese de que los medicamentos y el equipo se almacenan en condiciones ideales para preservar su eficacia.
4. Gestión de residuos:
   Eliminación segura: Siga los protocolos para la correcta eliminación de los residuos médicos.
   Reducción de residuos: Encontrar formas de optimizar el uso de los recursos para minimizar los residuos.
5. Formación continua:
   Formación sobre nuevos equipos: Garantizar que el personal esté formado en el uso de los equipos más modernos.

Talleres sobre protocolos: Organice sesiones para informar al personal de las actualizaciones de los protocolos o de la llegada de nuevos fármacos.

6. Trabajar con los proveedores:

Asociaciones sólidas: Establecer buenas relaciones con proveedores fiables para garantizar un suministro constante.

Negociaciones estratégicas: Trabajar en contratos ventajosos, teniendo en cuenta las necesidades a largo plazo del establecimiento.

7. Preparación para emergencias:

Existencias de emergencia: Mantener una reserva de medicamentos y equipos para hacer frente a situaciones imprevistas.

Planes de acción: Disponga de protocolos claros para responder rápidamente en caso de escasez repentina u otras crisis.

Gestionar eficazmente los recursos y suministros de la sala de anestesia es un delicado equilibrio entre previsión y capacidad de respuesta. La naturaleza imprevisible de la medicina significa que todo debe estar a punto, en todo momento, para satisfacer las necesidades de los pacientes. Por tanto, una gestión rigurosa no es sólo una cuestión de logística, sino también una garantía de confianza para los pacientes y todo el equipo médico.

Capítulo 16

LOS RETOS DE LA FORMACIÓN EN ANESTESIA

Desarrollo de programas de formación y certificación

La profesión de enfermera anestesista está en el centro de la atención al paciente antes, durante y después de la cirugía. Requiere un alto nivel de competencia, juicio clínico y habilidades interpersonales. Con el tiempo, los cambios en las técnicas médicas, las tecnologías y las necesidades de los pacientes han hecho que los programas de formación y certificación se adapten y modernicen.

1. El nacimiento de la especialización:
    El surgimiento de la función: cómo y por qué surgió la función de enfermera anestesista.
    Los primeros programas: la importancia de formalizar la formación para garantizar la calidad de los cuidados.
2. Desarrollos técnicos y tecnológicos:
    Incorporación de la tecnología: La integración de los avances tecnológicos en el plan de estudios.
    Especializaciones dentro de la anestesia: Formación en técnicas específicas como la anestesia pediátrica, la anestesia cardiotorácica, etc.
3. La certificación como garantía de calidad:
    La importancia de la certificación: ¿Por qué es esencial la certificación para las enfermeras anestesistas?
    Evolución reciente de los criterios de certificación: cómo se ha subido continuamente el listón para garantizar una calidad asistencial excelente.
4. Enfoque holístico de la formación:
    Más allá de la técnica: La importancia de la comunicación, la ética y la psicología en la formación.
    La simulación como herramienta de enseñanza: cómo la simulación ha revolucionado la formación al

proporcionar experiencia práctica sin riesgo para los pacientes.

5. Retos y adaptaciones contemporáneas:

Especialización frente a versatilidad: cómo se están adaptando los programas de formación a las necesidades cambiantes del entorno médico.

Integración continua de la investigación reciente: Garantizar que la formación esté siempre a la vanguardia de los conocimientos actuales.

6. Visión internacional e intercambios:

Comparaciones globales: ¿Cómo varían los programas de formación en todo el mundo?

Oportunidades de intercambio y formación en el extranjero: la importancia de la diversidad de experiencias en la formación.

7. El futuro de la formación y la certificación:

Adaptarse a los avances tecnológicos: Anticiparse a la integración de nuevas tecnologías, como la inteligencia artificial, en el campo.

Actualización continua de los programas: La importancia de la reevaluación y adaptación constantes para seguir siendo pertinentes y eficaces.

La evolución de los programas de formación y certificación para enfermeras anestesistas refleja los avances y retos del mundo médico moderno. Al mantenerse a la vanguardia de la formación médica, estos programas garantizan que las enfermeras anestesistas no sólo sean competentes, sino también líderes en su campo, preparadas para ofrecer los mejores cuidados posibles a sus pacientes.

La importancia de las competencias aspectos no técnicos de la formación

La anestesia, como muchos campos de la medicina, suele verse a través del prisma de las habilidades técnicas, como la capacidad de intubar a un paciente o de administrar correctamente la medicación. Sin embargo, para ser realmente eficaces en su función, las enfermeras anestesistas también deben dominar una serie de habilidades no técnicas. Estas habilidades, que a menudo se subestiman, son esenciales para garantizar la seguridad del paciente, mejorar los resultados clínicos y reforzar la colaboración dentro de los equipos médicos.

1. Comunicación eficaz:
   - *La importancia de escuchar*: cómo la escucha activa puede prevenir errores médicos y facilitar la atención al paciente.
   - *Comunicación con el equipo*: Trabajar con cirujanos, enfermeras y otros profesionales para garantizar una atención fluida.
2. Toma de decisiones bajo presión:
   - *Juicio clínico*: Capacidad para evaluar rápidamente una situación y tomar decisiones con conocimiento de causa.
   - *Gestión de la incertidumbre*: cómo navegar en situaciones en las que no se dispone de toda la información o ésta es ambigua.
3. Gestión del estrés y la fatiga:
   - *Reconocer sus propios límites*: la importancia de saber cuándo tomarse un descanso o pedir ayuda.
   - *Técnicas de relajación y resiliencia*: Estrategias para mantener la calma y la concentración, incluso en las situaciones más tensas.

4. Trabajo en equipo y liderazgo:
   Crear una cultura positiva: Promover un entorno en el que cada miembro del equipo se sienta valorado y escuchado.
   Resolución de conflictos: Técnicas para resolver los desacuerdos de forma constructiva.
5. Conciencia de la situación:
   Anticipación a los problemas: La capacidad de prever los retos potenciales antes de que surjan.
   Mantener una visión global: No perderse en los detalles manteniendo una visión de conjunto de la situación.
6. Gestión del tiempo y de las prioridades:
   Organización en un entorno dinámico: cómo gestionar varias tareas simultáneamente sin comprometer la calidad de los cuidados.
   Delegación eficaz: Saber cuándo y cómo delegar ciertas responsabilidades.
7. Empatía y atención centrada en el paciente:
   Comprender las necesidades y los miedos del paciente: La importancia de ver al paciente como una persona completa, y no sólo como una enfermedad o un procedimiento.
   Promover la dignidad y el respeto: Garantizar que cada paciente sea tratado con el respeto y la dignidad que se merece.

Las habilidades interpersonales son una parte crucial de la formación de las enfermeras anestesistas. Combinando estas habilidades con una sólida formación técnica, las enfermeras anestesistas pueden proporcionar unos cuidados integrales, empáticos y de alta calidad, garantizando la seguridad y el bienestar de sus pacientes.

Supervisión, tutoría y transferencia de conocimientos

1. Supervisión: garantizar la calidad de la atención

    Los objetivos de la supervisión: garantizar la seguridad del paciente, reforzar las habilidades de los novatos y fomentar la reflexión clínica continua.

    Métodos de supervisión: de la observación directa a la revisión de casos, cómo supervisan eficazmente las enfermeras senior a las junior.

2. Tutoría: inspirar y guiar a la próxima generación

    El papel del mentor: ser un consejero, un guía, un maestro y a veces un confidente.

    La relación mentor-aprendiz: Construir una relación de confianza, establecer límites y definir objetivos claros de crecimiento profesional.

3. Transferencia de conocimientos: de la teoría a la práctica

    Métodos de enseñanza en anestesia: de la simulación al estudio de casos reales, cómo enseñar eficazmente en un entorno clínico dinámico.

    Los retos de la enseñanza: superar barreras como la falta de tiempo o las diferencias generacionales para garantizar una transmisión eficaz de los conocimientos.

4. Cultivar un entorno de aprendizaje continuo

    La cultura de la curiosidad: Fomentar una actitud de aprendizaje permanente, en la que cada experiencia, buena o mala, se considere una oportunidad para aprender.

    Retroalimentación constructiva: Aprender a dar y recibir críticas constructivas para fomentar la mejora continua.

5. Evaluar y adaptar los métodos de formación

    Medir la eficacia: Utilice evaluaciones periódicas para asegurarse de que la transferencia de conocimientos es eficaz y pertinente.

Innovando la enseñanza: Explorando nuevos métodos y tecnologías para mejorar la enseñanza en anestesia.

La supervisión, la tutoría y la transferencia de conocimientos no son sólo herramientas para formar a la próxima generación de enfermeras anestesistas. Son también los medios por los que la profesión se renueva, se adapta y se fortalece. Al invertir tiempo y recursos en estos procesos, las enfermeras anestesistas no sólo garantizan unos cuidados de calidad para los pacientes de hoy, sino también para los de mañana.

Capítulo 17

ANESTESIA AMBULATORIA

Principios y beneficios anestesia ambulatoria

La anestesia ambulatoria, también conocida como anestesia ambulatoria o anestesia de hospital de día, se refiere a los procedimientos quirúrgicos en los que el paciente es ingresado, operado y dado de alta a su domicilio el mismo día de la intervención, sin necesidad de pasar la noche en el hospital. Con los avances tecnológicos y la mejora de los métodos anestésicos, cada vez se realizan más operaciones de esta forma. Veamos más de cerca los principios que rigen esta práctica y sus numerosas ventajas.

1. Principios de la anestesia ambulatoria
   Selección adecuada de los pacientes: No todos los pacientes son aptos para la cirugía ambulatoria. Los criterios de inclusión y exclusión son esenciales para garantizar la seguridad del paciente.
   Planificación y coordinación meticulosas: Desde la preparación preoperatoria hasta la planificación del alta, todo debe estar meticulosamente organizado.
   Técnicas anestésicas específicas: El uso de anestésicos de acción corta, técnicas regionales y analgésicos para minimizar los efectos secundarios y facilitar una recuperación rápida.
2. Beneficios para los pacientes
   Comodidad y familiaridad: Los pacientes pueden recuperarse en la comodidad de su propio hogar, rodeados de sus seres queridos.
   Recuperación potencialmente más rápida: Un entorno familiar y la reducción del estrés de no tener que ser hospitalizado pueden favorecer una recuperación más rápida.
   Reducción del riesgo de infecciones adquiridas en el hospital: Al evitar pasar la noche en el hospital, se

minimiza el riesgo de exposición a agentes infecciosos adquiridos en el hospital.

3. Beneficios económicos

- *Reducción de costes*: Un menor tiempo de hospitalización significa una reducción de costes para los centros sanitarios y, potencialmente, para los pacientes.
- *Mayor rendimiento*: los hospitales pueden tratar a más pacientes en cirugía ambulatoria que en cirugía hospitalaria.

4. Implicaciones para el equipo médico

- *Dinámica cambiante: La* preparación, respuesta y recuperación rápidas requieren una mayor coordinación y comunicación del equipo.
- *Satisfacción laboral*: Para muchos es gratificante ayudar a los pacientes a recuperarse rápidamente y volver a casa el mismo día.

La anestesia ambulatoria ha revolucionado nuestra forma de concebir la cirugía y la anestesia. Representa un avance notable en la prestación de cuidados centrados en el paciente, al tiempo que ofrece considerables beneficios económicos al sistema sanitario. Sin embargo, es crucial garantizar que, al tiempo que se cosechan los beneficios de este enfoque, la seguridad y el bienestar del paciente sigan estando en primer plano.

Selección y preparación del paciente

Los procesos de selección de pacientes y preparación preoperatoria son etapas cruciales en el recorrido quirúrgico. Estas fases no sólo determinan si un paciente es apto para una intervención, sino que también sientan las bases para una operación segura y eficaz. La armonización de estas etapas es fundamental para optimizar los resultados y minimizar los riesgos.

1. Criterios de selección: ¿Quién es el candidato adecuado?

Estado general de salud: Hay que evaluar el historial médico del paciente, sus enfermedades crónicas y su estado de salud actual. Afecciones como enfermedades cardiacas, respiratorias o renales pueden influir en la decisión.

Naturaleza de la operación: No todas las operaciones son adecuadas para todos los pacientes. La complejidad, la duración de la operación y la previsión de dolor postoperatorio son factores a tener en cuenta.

Antecedentes anestésicos: Deben anotarse las reacciones previas a la anestesia, como náuseas o reacciones alérgicas.

Evaluación psicológica: La capacidad del paciente para comprender y seguir las instrucciones postoperatorias, así como su nivel de comodidad y ansiedad ante la operación.

2. Preparación preoperatoria: asegurarse de que todo está en orden

Consultas médicas: Las consultas con especialistas pueden ser necesarias para pacientes con comorbilidades. Por ejemplo, un cardiólogo para un paciente con antecedentes de cardiopatía.

Pruebas de laboratorio: Pueden ser necesarios análisis de sangre, orina, radiografías u otras investigaciones para obtener una imagen clara del estado del paciente.

Ayuno: Generalmente se pide a los pacientes que ayunen durante un cierto número de horas antes de la operación para evitar complicaciones durante la anestesia.

Medicación: Algunos medicamentos deben suspenderse o ajustarse antes de la intervención, mientras que otros deben tomarse con un sorbo de agua.

Educación del paciente: Informar al paciente sobre lo que puede esperar antes, durante y después de la cirugía. Puede incluir información sobre el dolor, la movilidad y los cuidados postoperatorios.

Una cuidadosa selección y preparación del paciente no son meras formalidades, sino la primera línea de defensa contra las complicaciones y los resultados adversos. Una comunicación abierta y transparente entre el paciente, la enfermera anestesista y el equipo quirúrgico es esencial para garantizar una atención óptima.

Gestión postoperatoria y seguimiento

La fase postoperatoria es tan crucial como la preoperatoria. Aunque la cirugía es el acto central, el postoperatorio es cuando el paciente siente realmente el impacto de la operación. Es una fase delicada en la que se hace hincapié en la vigilancia, el tratamiento del dolor, la prevención de complicaciones y el fomento de una recuperación rápida y completa.

1. Control postoperatorio inicial
   Sala de recuperación: Las primeras horas tras la anestesia son vitales. Se controlan de cerca los parámetros vitales del paciente, así como su capacidad para recuperar la consciencia y respirar de forma independiente.
   Evaluación de las funciones vitales: Control continuo de la tensión arterial, la frecuencia cardiaca, la saturación de oxígeno y la temperatura para detectar cualquier anomalía.
   Recuperación de la anestesia: Evalúe la claridad mental del paciente y su capacidad para responder a los estímulos.

2. Gestión del dolor
- *Evaluación periódica del dolor*: Uso de escalas de dolor para cuantificar cómo se siente el paciente.
- *Administración de analgésicos*: La medicación puede ir desde el paracetamol hasta los opiáceos, dependiendo de la intensidad del dolor.
- *Técnicas no medicinales*: Fomento de la movilización precoz, aplicación de hielo o uso de técnicas de relajación.

3. Prevención de complicaciones
- *Movilización precoz*: Ayuda a prevenir complicaciones como la trombosis venosa profunda o la neumonía postoperatoria.
- *Cuidado de la herida*: Inspección periódica de la herida quirúrgica para detectar cualquier signo de infección o complicación.
- *Hidratación y nutrición*: Anime a los pacientes a comer y beber según las recomendaciones para favorecer la curación.

4. Educación del paciente y la familia
- *Instrucciones postoperatorias*: Informe al paciente sobre los cuidados en casa, los medicamentos que debe tomar, los signos de alarma a los que debe estar atento y la reanudación de las actividades.
- *Citas de seguimiento*: Programe consultas postoperatorias para evaluar la recuperación y abordar cualquier preocupación que pueda tener el paciente.

5. Traslado a unidades especializadas o alta
- *Criterios de alta*: Asegúrese de que el paciente está estable, puede controlar el dolor y comprende todas las instrucciones antes de abandonar el hospital.
- *Rehabilitación y fisioterapia*: Para algunas cirugías, la rehabilitación es esencial para recuperar la movilidad y la función.

El tratamiento postoperatorio no es una tarea aislada, sino una colaboración continua entre el paciente, la enfermera anestesista y todo el equipo médico. Una atención cuidadosa, una comunicación clara y unos cuidados personalizados son las claves de una recuperación satisfactoria.

Capítulo 18

CUESTIONES PSICOLÓGICAS EN ANESTESIA

Ansiedad preoperatoria :
comprender y tranquilizar al paciente

La proximidad de una intervención quirúrgica, incluso de cirugía menor, puede ser fuente de preocupación, duda y ansiedad para muchos pacientes. Lo desconocido, el miedo al dolor, el temor a las complicaciones o incluso la simple idea de ser dormido pueden ser fuentes de ansiedad. Para una enfermera anestesista, es vital comprender esta ansiedad para poder ofrecer el apoyo adecuado y garantizar el bienestar del paciente en cada fase de la operación.

1. Reconocer los signos de ansiedad
   - *Síntomas físicos*: Temblores, sudoración, palpitaciones, náuseas o mareos.
   - *Síntomas emocionales*: Irritabilidad, llanto, retraimiento o expresión de miedos irracionales.
   - *Síntomas conductuales*: Preguntas repetidas, negativa a cooperar o reticencia a seguir instrucciones.
2. Causas comunes de ansiedad preoperatoria
   - *Miedo a lo desconocido*: No saber qué esperar durante y después de la cirugía.
   - *Miedos a la anestesia*: Miedo a no despertarse, a despertarse durante la operación o a posibles complicaciones.
   - *Preocupación por el resultado*: Temor a malos resultados, complicaciones o una larga convalecencia.
   - *Preocupaciones personales*: preocupaciones por la familia, el trabajo u otras responsabilidades durante el periodo de convalecencia.
3. Estrategias para tranquilizar al paciente
   - *Comunicación abierta*: Anime a los pacientes a expresar sus preocupaciones y responda a todas sus preguntas con claridad y honestidad.

Educación preoperatoria: Informe al paciente sobre la operación, los protocolos anestésicos y el proceso de recuperación. La familiaridad puede reducir el miedo a lo desconocido.

Intervenciones de relajación: técnicas de respiración profunda, visualización o incluso escuchar música relajante.

Apoyo emocional: Proporcionar una presencia tranquilizadora, permitir la presencia de un familiar o sugerir una consulta con un psicólogo o consejero.

4. Implicaciones para el personal médico

Formación continua: Asegúrese de que todo el personal está formado para reconocer y gestionar la ansiedad preoperatoria.

Colaboración interdisciplinar: Trabajar con otros miembros del equipo quirúrgico para garantizar una gestión holística de la ansiedad del paciente.

Comprender y tratar la ansiedad preoperatoria no sólo beneficia al bienestar emocional del paciente, sino que también puede tener implicaciones positivas en los resultados clínicos. Un paciente tranquilo e informado tiene más probabilidades de cooperar, seguir las instrucciones postoperatorias e incluso puede experimentar una recuperación más rápida. La empatía, la paciencia y la comunicación abierta son las claves para atravesar con éxito estos delicados momentos.

Apoyo a los pacientes
tras una experiencia traumática

Presenciar o someterse a una intervención quirúrgica que no ha salido según lo previsto, o enfrentarse a complicaciones imprevistas, puede ser traumático para el paciente. En esos momentos, la capacidad de la enfermera anestesista para proporcionar apoyo emocional y psicológico es esencial para ayudar al paciente a recuperarse no sólo físicamente, sino también emocionalmente.

1. Reconocimiento y validación
   Escucha activa: Proporcionar un espacio seguro para que los pacientes compartan sus sentimientos y preocupaciones.
   Validación: Reconozca los sentimientos del paciente sin juzgarlo. Es esencial no minimizar su experiencia.
2. Información clara y honesta
   Explique la situación: Facilite información detallada sobre lo sucedido, por qué ocurrió y las medidas adoptadas para remediarlo.
   Plan de acción: Discutir los próximos pasos para la atención médica y la recuperación.
3. Apoyo psicológico
   Derivación a profesionales: Sugiera una consulta con un psicólogo o terapeuta especializado en traumas.
   Grupos de apoyo: Informe a los pacientes de la existencia de grupos de apoyo para quienes han sufrido experiencias médicas traumáticas.
4. Seguimiento regular
   Citas de seguimiento: Seguimiento regular para evaluar la recuperación física y emocional del paciente.
   Evaluación continua: Vigilancia para detectar signos de estrés postraumático u otros trastornos relacionados con el trauma.
5. Autocuidado para el profesional médico
   Supervisión: Busque oportunidades de supervisión o asesoramiento para tratar los sentimientos personales tras incidentes médicos traumáticos.
   Prácticas de bienestar: Participar en actividades de relajación y reducción del estrés para prevenir el agotamiento.

6. Prevención y aprendizaje

Análisis de incidentes: Evaluar qué salió mal e identificar oportunidades de mejora para prevenir futuros incidentes.

Formación continua: Participar en cursos y talleres de formación para mejorar las habilidades clínicas y las técnicas de comunicación.

Apoyar a los pacientes tras una experiencia traumática requiere un enfoque holístico, centrado en el paciente, que tenga en cuenta no sólo sus necesidades físicas sino también su bienestar emocional y psicológico. La comunicación abierta, la escucha empática y la voluntad de proporcionar los recursos necesarios son esenciales para ayudar a los pacientes a curarse tras este tipo de experiencias.

El papel del apoyo psicológico para anestesistas

En el mundo de la medicina, y en particular dentro de los equipos de anestesia, el estrés, la presión y los altos niveles de responsabilidad son omnipresentes. Estos profesionales, que se encuentran en primera línea cuando surgen situaciones críticas, se enfrentan a una gran presión emocional. El apoyo psicológico desempeña un papel vital para garantizar su bienestar y eficacia.

1. Reconocer el peso emocional

Exposición diaria: Comprender que las enfermeras anestesistas están expuestas a diario a situaciones de vida o muerte y que pueden verse afectadas en cualquier momento.

Impacto en el bienestar: Las emociones no tratadas pueden provocar agotamiento, depresión u otros problemas de salud mental.

2. Zonas de información
  - *Debriefing postoperatorio*: ofrecer oportunidades regulares para debatir y compartir tras operaciones complejas o estresantes.
  - *Grupo de debate*: Crear un entorno seguro para que los compañeros compartan y discutan sus emociones.
3. Apoyo profesional
  - *Consultas psicológicas*: los profesionales están disponibles para consultas individuales.
  - *Formación específica*: Organice formación sobre gestión del estrés, resiliencia o comunicación en situaciones de crisis.
4. Estrategias de prevención
  - *Reconocer los signos de alarma*: Formar al personal para que reconozca los primeros signos de agotamiento o malestar psicológico en ellos mismos y en sus colegas.
  - *Equilibrio entre trabajo y vida privada*: Fomentar una buena gestión del tiempo y valorar los descansos y las vacaciones.
5. Construir una cultura de apoyo
  - *Comunicación abierta*: Valorar una cultura en la que el personal se sienta libre para compartir sus preocupaciones sin miedo a ser juzgado.
  - *Reconocimiento y agradecimiento*: celebre los éxitos y reconozca la importancia del trabajo de todos.
6. Investigación y desarrollo
  - *Estudios y publicaciones*: Fomentar los estudios sobre la salud mental de los profesionales de la anestesia para comprender mejor sus necesidades y anticiparse a ellas.
  - *Integrar los descubrimientos* : Aplicar nuevos conocimientos y técnicas para mejorar el bienestar en el trabajo.

Garantizar el bienestar psicológico del personal de anestesia no es simplemente una cuestión de cuidado; es una necesidad para garantizar una atención óptima al paciente. Un equipo mentalmente sano y apoyado es un equipo eficiente y empático, preparado para afrontar los retos de la vida cotidiana.

Capítulo 19

COMPLEMENTARIEDAD ENTRE ANESTESIA Y CUIDADOS INTENSIVOS

Principios básicos de la reanimación

La reanimación es el conjunto de técnicas médicas destinadas a mantener o restablecer las funciones vitales de un individuo. Los principios básicos de la reanimación son esenciales para cualquier persona que trabaje en el campo de la medicina, ya que a menudo se enfrenta a situaciones en las que cada segundo cuenta.

1. Evaluación inicial
   Evaluación de la escena: Asegúrese de que el entorno es seguro para el reanimador y el paciente.
   ABCD de la reanimación:
   - Vías respiratorias: Asegúrese de que las vías respiratorias están despejadas.
   - Respiración: Compruebe la respiración y, si es necesario, asista o sustituya esta función.
   - Circulación: Compruebe el pulso y, si es necesario, inicie el masaje cardíaco.
   - Desfibrilación: Utilice un desfibrilador si el paciente se encuentra en parada cardiaca debido a determinadas arritmias.
2. Soporte avanzado de la vía aérea
   Intubación traqueal: Inserte un tubo en la tráquea para asegurar la vía aérea.
   Ventilación mecánica: Utilización de un dispositivo para asistir o sustituir la respiración del paciente.
3. Apoyo hemodinámico
   Acceso vascular: Establecer un acceso rápido al torrente sanguíneo para administrar fármacos o fluidos.
   Medicamentos vasoactivos: Utilice medicamentos para favorecer la presión arterial y la función cardiaca.
4. Supervisión
   Electrocardiografía: Monitorización de la actividad eléctrica del corazón.

Pulsioximetría: Mide la saturación de oxígeno en la sangre.

Capnografía: Medición del CO_2 exhalado para evaluar la ventilación.

5. Terapias específicas

Trombólisis: Disolución de un coágulo que bloquea un vaso sanguíneo.

Hipotermia terapéutica: enfriar el cuerpo para proteger el cerebro tras una parada cardiaca.

6. Post-resucitación

Estabilización: Asegúrese de que el paciente está estable tras la reanimación.

Cuidados intensivos: Trasladar al paciente a una unidad especializada para una estrecha vigilancia y un tratamiento continuo.

7. Ética y toma de decisiones

Consentimiento del paciente y autonomía: Respetar los deseos de los pacientes en materia de cuidados.

Limitar e interrumpir el tratamiento: reconocer cuándo conviene al paciente no iniciar o interrumpir una intervención.

Los cuidados intensivos son una disciplina médica que requiere una formación profunda, una toma de decisiones rápida y una estrecha coordinación entre los miembros del equipo. Aunque a menudo se asocia a situaciones de emergencia, también forma parte de un enfoque global de atención, apoyo y respeto a la dignidad del paciente.

Traslado del paciente entre el quirófano y la unidad de cuidados intensivos

El traslado de un paciente del quirófano a la unidad de cuidados intensivos es una etapa crucial que requiere una organización meticulosa, una comunicación eficaz y una gestión multidisciplinar para garantizar la seguridad y el bienestar del paciente. Se trata de un momento en el que el paciente es especialmente vulnerable debido a las recientes intervenciones quirúrgicas y anestésicas.

1. Preparación previa a la transferencia
   * *Evaluación clínica*: Asegúrese de que el paciente está estable desde el punto de vista cardiorrespiratorio y hemodinámico.
   * *Comunicación*: Informar al equipo de cuidados intensivos de la llegada inminente del paciente y de los detalles relevantes de la cirugía y la anestesia.
   * *Preparación del equipo*: Asegúrese de que todo el equipo de apoyo vital (como los respiradores) funciona correctamente y está listo para su uso.
2. El proceso de transferencia
   * *Coordinación*: Determinar quién será responsable del paciente durante el traslado (normalmente la enfermera anestesista o el médico anestesista).
   * *Seguridad*: Asegúrese de que el paciente está firmemente sujeto en la camilla y de que todos los tubos, catéteres y cables están bien sujetos.
   * *Monitorización*: Siga monitorizando las funciones vitales del paciente durante el traslado.
3. A su llegada a la unidad de cuidados intensivos
   * *Transmisión de información*: Proporcione un informe detallado al personal de cuidados intensivos sobre el estado actual del paciente, los detalles del procedimiento, la medicación administrada y cualquier otra información relevante.
   * *Conexión a dispositivos médicos*: Conecte rápidamente al paciente a los equipos de la unidad, como el monitor cardiaco, el respirador, etc.
   * *Evaluación inicial*: El equipo de cuidados intensivos debe evaluar al paciente inmediatamente para asegurarse de que está estable y de que se atienden sus necesidades urgentes.

4. Seguimiento

Documentación: Documente todos los detalles del traslado, incluidos los tiempos, las personas implicadas y cualquier incidente o cambio en el estado del paciente.

Comunicación continua: Mantenga una comunicación abierta entre el quirófano y la unidad de cuidados intensivos para cualquier actualización o cambio relativo al estado del paciente.

El periodo postoperatorio inmediato puede ser uno de los más críticos para un paciente. Un traslado bien organizado y eficaz entre el quirófano y la unidad de cuidados intensivos es esencial para garantizar la continuidad de los cuidados y optimizar los resultados del paciente. Esto requiere una estrecha colaboración entre anestesistas, cirujanos, enfermeras y el equipo de cuidados intensivos.

Colaboración entre enfermeras anestesistas y médicos de cuidados intensivos

La atención médica óptima de los pacientes, antes, durante y después de la cirugía, es el resultado de la estrecha colaboración entre varios especialistas. Entre ellos, la enfermera anestesista y el médico de cuidados intensivos desempeñan papeles clave. Juntos, trabajan para garantizar la seguridad y el confort del paciente, al tiempo que optimizan su estado fisiológico.

1. Funciones complementarias

Evaluación preoperatoria: La enfermera anestesista suele participar en la evaluación inicial del paciente, tomando su historial y su medicación e identificando cualquier problema. El reanimador lleva esta evaluación más allá, centrándose en particular en los aspectos más complejos de las comorbilidades del paciente.

Planificación anestésica: Mientras que la enfermera anestesista puede proponer un plan anestésico, el médico de cuidados intensivos valida, ajusta y supervisa su aplicación, teniendo en cuenta las implicaciones para el postoperatorio.

2. Trabajo en equipo en el quirófano

Inducción y mantenimiento de la anestesia: La enfermera anestesista suele encargarse de administrar los fármacos anestésicos y controlar las constantes vitales, bajo la supervisión y orientación del médico reanimador.

Gestión de las complicaciones: En caso de complicación, la enfermera anestesista y el médico de cuidados intensivos colaboran para estabilizar rápidamente al paciente.

3. Periodo postoperatorio

Traslado a la unidad de cuidados intensivos (UCI): Esta fase es crucial y en ella suelen participar tanto la enfermera anestesista, que controló al paciente en el quirófano, como el médico de reanimación, que se hará cargo del paciente en la UCI.

Seguimiento en la UCI: Mientras que la enfermera anestesista puede realizar el seguimiento inicial, el médico de reanimación se encargará del manejo postoperatorio, ocupándose del dolor, la respiración y la recuperación general del paciente.

4. Comunicación y formación

Intercambios regulares: Las reuniones periódicas entre los dos profesionales permiten debatir casos complejos, afinar los protocolos y garantizar una colaboración óptima.

Formación continua: Los cursos de formación conjunta son beneficiosos para reforzar la sinergia, compartir conocimientos y mantenerse a la vanguardia de los avances médicos.

La colaboración entre la enfermera anestesista y el médico de reanimación es fundamental para garantizar que las operaciones se desarrollen sin problemas y que los pacientes estén seguros. Esta colaboración debe basarse en el respeto, la confianza y la comunicación para garantizar una atención integral y eficaz al paciente.

Capítulo 20

FÁRMACOS EN ANESTESIA: NOTICIAS Y PERSPECTIVAS

Nuevos agentes anestésicos en el mercado

La anestesia es una especialidad médica en constante evolución, y la investigación farmacéutica se dirige continuamente al desarrollo de agentes anestésicos más seguros, eficaces y mejor tolerados por los pacientes. He aquí una visión general de los últimos avances y de los agentes emergentes en el campo de la anestesia. Tenga en cuenta que esta visión general se basa en mis conocimientos hasta enero de 2022, y que es fundamental consultar los recursos actuales para obtener información actualizada.

1. Inhaladores anestésicos
Se están desarrollando nuevos inhaladores que ofrecen una recuperación más rápida, menos efectos secundarios y una menor huella medioambiental.

- *Desflurano, sevoflurano, isoflurano*: Aunque estos agentes no son nuevos en sí mismos, se están realizando avances para mejorar su administración y minimizar su impacto en el medio ambiente.

2. Agentes intravenosos

- *Remimazolam*: Una benzodiacepina de acción ultrarrápida con la ventaja de una semivida corta y una eliminación rápida, lo que podría provocar un despertar más rápido.

- *Dexmedetomidina*: Sedante que actúa sobre los receptores alfa-2 adrenérgicos, proporcionando sedación sin depresión respiratoria.

3. Bloqueos nerviosos locales

- *Nuevos liposomas*: La investigación se dirige a desarrollar preparados liposomales de fármacos como la bupivacaína, que permiten una liberación prolongada y, por tanto, una analgesia más duradera sin necesidad de infusiones continuas.

4. Agentes no opiáceos para el tratamiento del dolor

Tapentadol: Al actuar como agonista opiáceo y como inhibidor de la recaptación de norepinefrina, ofrece una opción tanto para el dolor agudo como para el crónico.

Agentes dirigidos a los receptores NMDA: Se están estudiando agentes como el ketafol (una combinación de ketamina y propofol) por su potencial analgésico.

5. Consideraciones medioambientales

La investigación también se centra en reducir la huella de carbono de los agentes anestésicos, en particular optimizando los sistemas de administración para minimizar las emisiones de gases de efecto invernadero.

Es crucial que todos los enfermeros anestesistas y anestesiólogos se mantengan al día de los últimos avances, no sólo para proporcionar los mejores cuidados posibles, sino también para anticiparse a los cambios en la práctica diaria. Asistir a conferencias, leer revistas especializadas e implicarse en asociaciones profesionales son formas de mantenerse a la vanguardia de la especialidad.

Tendencias en sedación y bloqueos nerviosos

La práctica anestésica evoluciona constantemente y en los últimos años han surgido nuevas tendencias en sedación y bloqueos nerviosos. Estas tendencias se han visto influidas por los avances tecnológicos, la investigación clínica y una mejor comprensión de las necesidades de los pacientes.

1. Sedación :

Sedación mínima: La sedación consciente, en la que el paciente permanece despierto pero relajado, se ha popularizado para muchos procedimientos, ya que permite una recuperación más rápida con menos efectos secundarios.

Agentes sedantes no opiáceos: La investigación se dirige a reducir la dependencia de los opiáceos para la sedación. Agentes como el propofol, la dexmedetomidina y el remimazolam ofrecen opciones interesantes.

Sedación oral: Para procedimientos más cortos o menos invasivos, cada vez se utilizan más los agentes sedantes orales, que reducen la necesidad de administración intravenosa.

2. Bloqueos nerviosos :

Guía por ultrasonidos: El uso de ultrasonidos para guiar las inyecciones de bloqueo nervioso ha revolucionado esta práctica. Aumenta la precisión de la colocación del anestésico, reduce el riesgo de complicaciones y mejora la eficacia del bloqueo.

Catéteres de bloqueo nervioso continuo: Estos catéteres proporcionan analgesia continua tras una intervención quirúrgica dolorosa, ofreciendo un mejor control del dolor sin necesidad de un uso prolongado de opiáceos.

Bloqueos nerviosos periféricos frente a bloqueos centrales: Los bloqueos nerviosos periféricos, como los bloqueos del plexo braquial o los bloqueos fasciales, son cada vez más preferidos para procedimientos quirúrgicos específicos, ya que reducen la necesidad de técnicas centrales más invasivas como la anestesia raquídea.

Nuevos coadyuvantes: Agentes como la dexmedetomidina y la dexametasona se añaden a los anestésicos locales para prolongar la duración de la analgesia del bloqueo nervioso.

La evolución de las técnicas de sedación y bloqueo nervioso refleja la tendencia general hacia una medicina más individualizada y centrada en el paciente. Con los avances tecnológicos y la adopción de nuevos métodos, las enfermeras anestesistas y los anestesistas de reanimación pueden ofrecer unos cuidados de calidad, al tiempo que garantizan la seguridad y la comodidad de sus pacientes.

Cuestiones relacionadas con la resistencia a los medicamentos y alternativas

Los avances en anestesia, al igual que en otros campos de la medicina, se enfrentan a la aparición de farmacorresistencia. Esta resistencia representa un reto importante para los profesionales sanitarios y puede tener implicaciones directas en la eficacia de los procedimientos quirúrgicos y en la seguridad de los pacientes.

1. Comprender la resistencia a los medicamentos :

Mecanismos de resistencia: Con el tiempo, ciertas bacterias y otros microorganismos desarrollan mecanismos para contrarrestar los efectos de los fármacos. Esto suele ser el resultado de un uso excesivo o inadecuado de los fármacos.

Consecuencias para la anestesia: La farmacorresistencia puede afectar a la capacidad de los anestésicos para producir el efecto deseado, lo que puede hacer necesario el uso de dosis más altas o de fármacos alternativos, con el consiguiente aumento potencial de los riesgos para el paciente.

2. Cuestiones específicas de la anestesia :

Resistencia a los antibióticos: Los antibióticos profilácticos se utilizan habitualmente en los procedimientos quirúrgicos para prevenir las infecciones. La resistencia a los antibióticos puede comprometer esta estrategia, aumentando el riesgo de infecciones postoperatorias.

Resistencia a los agentes anestésicos: Aunque es menos frecuente, algunas poblaciones de pacientes pueden presentar una mayor tolerancia a determinados agentes anestésicos, lo que requiere ajustes en los protocolos anestésicos.

3. Alternativas y estrategias frente a la resistencia :

Investigación de nuevos fármacos: Es esencial desarrollar nuevos fármacos anestésicos y analgésicos para hacer frente a la resistencia.

Optimización de los protocolos: El uso juicioso de los fármacos existentes, mediante la combinación de agentes o la modificación de las dosis, puede ayudar a maximizar su eficacia al tiempo que se minimiza el desarrollo de resistencias.

Vigilancia y educación: Es crucial vigilar las tendencias de resistencia y educar a los profesionales sanitarios sobre el uso adecuado de los medicamentos.

Terapias no farmacológicas: La adopción de técnicas alternativas, como el bloqueo nervioso, la sedación no opiácea o las técnicas de relajación, puede reducir la dependencia de ciertos fármacos y minimizar el riesgo de resistencia.

La aparición de farmacorresistencia representa un reto importante para el campo de la anestesia. Sin embargo, mediante la colaboración interdisciplinar, la investigación continua y el uso juicioso de los recursos disponibles, los profesionales sanitarios pueden seguir ofreciendo una atención segura y eficaz a sus pacientes.

Capítulo 21

CALIDAD Y MEJORA CONTINUA EN ANESTESIA

Principios de gestión calidad en la atención sanitaria

La gestión de la calidad en la atención sanitaria tiene como objetivo garantizar que la atención sanitaria sea segura, eficaz, centrada en el paciente, oportuna, eficiente y equitativa. Se basa en un enfoque sistémico orientado a la mejora continua, haciendo hincapié en la prevención de errores más que en su corrección. He aquí una visión general de los principios fundamentales que guían este enfoque:

1. Centrarse en el paciente :

   - **Comprender las necesidades y expectativas de los pacientes:** La atención debe diseñarse en torno al paciente, teniendo en cuenta sus preferencias, necesidades y valores.
   - **Promover la participación de los pacientes: implicar a** los pacientes en la toma de decisiones sobre su atención y fomentar una asociación entre los pacientes, sus familias y los profesionales sanitarios.

2. Enfoque basado en la evidencia :

   - **Uso de las mejores pruebas disponibles:** Adopte prácticas clínicas basadas en pruebas científicas actuales y pertinentes para garantizar la eficacia de las intervenciones.
   - **Innovación e investigación:** Fomentar la investigación clínica y la innovación para mejorar constantemente la calidad de la asistencia.

3. Mejora continua :

   - **Evaluación y retroalimentación:** Utilice herramientas de medición y evaluación para identificar áreas de mejora.

Implemente acciones correctivas: Una vez identificados los problemas, implemente acciones para resolverlos y evitar que se repitan.

4. Liderazgo comprometido :

Promover una cultura de la calidad: Los directivos deben comprometerse a promover una cultura organizativa que valore la calidad y la seguridad de la asistencia.

Formación y educación: Asegúrese de que todo el personal esté debidamente formado en los principios de una atención segura y de calidad.

5. Comunicación transparente :

Compartir información: Facilitar la comunicación entre todos los actores del sistema sanitario para garantizar una atención al paciente coordinada y eficaz.

Notificación de incidentes: Fomente la notificación de incidentes y errores para aprender de ellos y mejorar los sistemas.

6. Trabajo en equipo y colaboración :

Promover el trabajo interdisciplinar: Fomentar la colaboración entre los distintos profesionales sanitarios para ofrecer una atención integral al paciente.

Asociaciones: Trabajar con otras instituciones y organizaciones para compartir las mejores prácticas y recursos.

7. Equidad :

Garantizar el acceso: Asegurar que todos los pacientes, sea cual sea su origen o situación, tengan acceso a una atención de calidad.

Personalizar la atención: Adaptar la atención a las necesidades específicas de cada paciente, garantizando al mismo tiempo la igualdad de trato para todos.

La gestión de la calidad en la atención sanitaria requiere un compromiso continuo por parte de los profesionales sanitarios, los gestores y los propios pacientes. Su objetivo no es sólo mejorar la atención clínica, sino también garantizar una experiencia positiva del paciente a lo largo de todo el recorrido asistencial.

Metodologías de evaluación y mejorar el rendimiento

En el entorno médico, y para las enfermeras anestesistas en particular, la evaluación y la mejora del rendimiento son cruciales para garantizar la seguridad y la calidad de los cuidados. Para lograr este objetivo se utilizan diversas metodologías. Conozcamos mejor estos métodos:

1. Auditoría clínica :
   Definición y objetivos: Una auditoría clínica es una revisión sistemática de la prestación de asistencia, comparada con criterios claros. Su objetivo es mejorar la calidad de la atención al paciente.
   Procedimiento: Identifique una cuestión o tema de auditoría, defina los criterios y las normas, recopile y analice los datos y, a continuación, aplique los cambios.

2. Revisión de la mortalidad y la morbilidad (MMR) :
   Objetivo: Examinar sistemáticamente las muertes y complicaciones que se producen en un departamento o institución.
   Procedimiento: Analizar los casos, determinar si se pueden introducir mejoras y aplicar medidas correctivas si es necesario.

3. Ciclo PDCA (Planificar, Hacer, Comprobar, Actuar) :

Planificar: Identifique un problema o una oportunidad de mejora y, a continuación, elabore un plan de acción.

Hacer: Aplicar el plan a pequeña escala para ponerlo a prueba.

Comprobación: evalúe los resultados y compare el rendimiento antes y después.

Actúe: En función de los resultados, decida si aplica el plan a gran escala o lo revisa.

4. Seis Sigma :

Objetivo: Un enfoque estructurado para mejorar el rendimiento mediante la eliminación de errores y defectos.

Procedimiento: Utiliza herramientas estadísticas para identificar los procesos que requieren mejoras y, a continuación, los optimiza.

5. Indicadores clave de rendimiento (KPI) :

Definición: Indicadores específicos que ayudan a una organización a medir su rendimiento con respecto a sus objetivos estratégicos.

Utilización: Los KPI se utilizan para evaluar el rendimiento actual, definir los objetivos futuros y aplicar medidas correctivas.

6. Revisiones por pares :

Objetivo: Proporcionar retroalimentación sobre el rendimiento individual basándose en las observaciones de los compañeros.

Procedimiento: Los profesionales evalúan a sus compañeros basándose en criterios preestablecidos. Este método puede ser formal o informal.

7. Puntos de referencia o benchmarking :
  - **Definición:** Comparación del rendimiento de una organización o unidad con el de las mejores prácticas o normas reconocidas.
  - **Utilización:** Identificar las lagunas de rendimiento y aplicar estrategias para alcanzar o superar estos estándares.

8. Evaluaciones de la satisfacción del paciente :
  - **Objetivo:** Medir la satisfacción de los pacientes para evaluar la calidad de la atención.
  - **Procedimiento:** Uso de cuestionarios, entrevistas u otros métodos para recabar la opinión de los pacientes.

Cada una de estas metodologías ofrece una perspectiva única del rendimiento. Combinándolas y adaptándolas a las necesidades específicas de una institución o departamento, es posible obtener una imagen completa del rendimiento e identificar áreas de mejora. La clave está en emprender un proceso de mejora continua, asegurándose siempre de que el paciente sea el centro de atención.

Comentarios y análisis de incidentes

En el ámbito médico, y en particular en el de la anestesia, incluso los incidentes menores pueden tener graves consecuencias para los pacientes. Por ello, la información y el análisis de los incidentes son esenciales para mejorar la calidad y la seguridad de la asistencia. Echemos un vistazo fluido y en profundidad a estos elementos.

1. La importancia de la retroalimentación :
La retroalimentación no se refiere únicamente a los errores o los fracasos. Es un proceso de aprendizaje que nos

permite evaluar situaciones concretas, aprender de ellas y mejorar las prácticas futuras. En el mundo de la anestesia, la retroalimentación es crucial para evitar repetir los mismos errores.

2. Una cultura de seguridad, no de culpabilidad :
Para fomentar que se compartan los incidentes o los errores, es esencial establecer una cultura en la que la seguridad sea una prioridad y en la que los profesionales se sientan libres de compartir sus experiencias sin temor a repercusiones negativas. Es reconociendo y comprendiendo nuestros errores como realmente podemos avanzar.

3. Metodología de análisis de incidentes :
- **Recopilación de información:** Inmediatamente después de un incidente, es esencial documentar todos los detalles relevantes, incluidos los acontecimientos que condujeron al incidente, las personas implicadas, el equipo utilizado, etc.
- **Análisis causal:** En lugar de limitarse a identificar lo que salió mal, es crucial entender por qué. El análisis de la causa raíz puede ayudar a identificar los problemas sistémicos u organizativos que contribuyeron al incidente.
- **Desarrollo de soluciones:** A partir del análisis, se formulan recomendaciones para evitar que se produzcan incidentes similares en el futuro.

4. Compartir lecciones :
Una vez finalizado el análisis, es esencial compartir las conclusiones y las lecciones aprendidas con el equipo, e incluso con toda la institución. Esto puede adoptar la forma de reuniones de equipo, cursos de formación o publicaciones.

5. Mejora continua :
El bucle no se detiene una vez analizado el incidente. Las recomendaciones deben aplicarse, supervisarse y evaluarse para garantizar su eficacia.

6. Ayudas tecnológicas :
Las herramientas tecnológicas, como los sistemas electrónicos de notificación, pueden facilitar la recopilación, el análisis y el seguimiento de los incidentes. Estos sistemas también pueden ayudar a identificar tendencias o problemas recurrentes.

7. Participación del paciente :
Los pacientes, o sus familiares, pueden aportar valiosas perspectivas sobre los incidentes. Implicándoles en el proceso de análisis, podemos obtener una visión más completa del suceso y fomentar la confianza.

Cada incidente, por lamentable que sea, ofrece una oportunidad única para aprender y mejorar. Adoptando un enfoque sistemático y cuidadoso del análisis de incidentes, las enfermeras anestesistas y sus equipos pueden mejorar continuamente la seguridad y la calidad de los cuidados que prestan.

Capítulo 22

PERSPECTIVAS HISTÓRICAS DE ANESTESIA

La evolución de la anestesia a través de los tiempos

Desde los primeros tiempos de la civilización, la humanidad ha buscado formas de aliviar el dolor, sobre todo durante las intervenciones médicas o quirúrgicas. La anestesia, tal y como la conocemos hoy en día, es el resultado de milenios de experimentación, descubrimientos fortuitos e innovaciones médicas. Viajemos en el tiempo para trazar la evolución de esta disciplina médica esencial.

1. Orígenes antiguos :
Antes de la llegada de la anestesia moderna, las civilizaciones antiguas utilizaban métodos primitivos para aliviar el dolor. Los egipcios, por ejemplo, utilizaban opiáceos y alcoholes para inducir un estado de inconsciencia. Los chinos, por su parte, fueron quizá los primeros en practicar la acupuntura con fines analgésicos.

2. La Edad Media y el Renacimiento :
Durante estos periodos, la medicina dio pasos tentativos. Se solían utilizar mezclas de hierbas, alcoholes y opiáceos para aliviar el dolor, aunque su eficacia variaba. Eran frecuentes los intentos, a menudo desastrosos, de utilizar sustancias como la mandrágora o la belladona.

3. El siglo XIX: La era de la innovación :
   Éter y cloroformo: En 1846, se realizó en Boston la primera intervención quirúrgica con éxito en la que se utilizó éter. Poco después se introdujo el cloroformo como alternativa. Estas sustancias han revolucionado la cirugía, aunque tienen sus propios riesgos e inconvenientes.
   Cocaína: Descubierta como anestésico local en oftalmología, allanó el camino a otros anestésicos locales más seguros.

4. El siglo XX: hacia una anestesia más segura :

Introducción de los barbitúricos: En la década de 1930 se introdujeron estos fármacos para la inducción anestésica, que ofrecían más control que los agentes inhalados.

Desarrollo de la anestesia regional: Con la introducción de fármacos como la lidocaína, se popularizaron técnicas como la anestesia raquídea y la epidural.

Equipos de monitorización: La segunda mitad del siglo vio el desarrollo de sofisticados dispositivos para monitorizar el estado del paciente, aumentando así la seguridad.

5. El siglo XXI: personalización y precisión :

Con la llegada de la genómica y la medicina personalizada, la anestesia se ha vuelto aún más selectiva. Los agentes anestésicos de acción rápida, las técnicas de anestesia regional guiadas por ecografía y un mejor conocimiento de las interacciones farmacológicas y los efectos secundarios han contribuido a que la anestesia sea más segura y eficaz que nunca.

La historia de la anestesia está plagada de ensayos y errores, descubrimientos e innovaciones. Desde unas prácticas primitivas y a menudo peligrosas hasta una disciplina médica sofisticada y segura, la anestesia ha recorrido un largo camino, testigo de la incesante búsqueda de la humanidad por aliviar el dolor y garantizar la seguridad del paciente.

Pioneros y descubrimientos históricos

La práctica de la anestesia ha sido moldeada por una serie de descubrimientos e innovaciones que han revolucionado la medicina y la cirugía. Detrás de cada avance ha habido individuos visionarios que se han atrevido a ampliar los límites de lo posible. Echemos un vistazo a algunos de estos pioneros y a sus importantes contribuciones.

1. Horace Wells (1815-1848):

Contribución: El uso del óxido nitroso (o gas de la risa) como agente anestésico.

Wells, dentista, fue el primero en utilizar óxido nitroso para extraer una muela sin dolor. Aunque sus primeras demostraciones públicas estuvieron cargadas de polémica, su descubrimiento sentó las bases de la anestesia moderna.

2. William Thomas Green Morton (1819-1868):

Contribución: El primer uso con éxito del éter como anestésico.

Morton demostró con éxito el uso del éter para la anestesia en 1846 en el Hospital General de Massachusetts. Esta demostración, ahora famosa como el "Día del Éter", marcó un punto de inflexión en la cirugía.

3. James Young Simpson (1811-1870) :

Contribución: La introducción del cloroformo en la anestesia.

Simpson, un obstetra escocés, fue el primero en reconocer las propiedades anestésicas del cloroformo y en utilizarlo para aliviar el dolor del parto.

4. Carl Koller (1857-1944) :

Contribución: El descubrimiento de las propiedades anestésicas de la cocaína para la cirugía ocular.

Koller, oftalmólogo, introdujo la cocaína como anestésico local en oftalmología, revolucionando los procedimientos quirúrgicos oculares.

5. John Snow (1813-1858):

Contribución: Pionero en la administración controlada de anestésicos.

Conocido también por sus trabajos en epidemiología, Snow mejoró los métodos de administración del cloroformo y el éter y, en particular, administró cloroformo a la reina Victoria durante el parto.

6. Virginia Apgar (1909-1974) :

Contribución: Desarrollo de la "puntuación de Apgar".

Apgar, anestesista y pediatra, desarrolló la puntuación de Apgar para evaluar rápidamente la salud de los recién nacidos, un procedimiento que aún se utiliza hoy en día en las salas de partos de todo el mundo.

7. Sir Ivan Magill (1888-1986):

Contribución: Innovación en anestesia torácica.

Magill desarrolló una serie de instrumentos y técnicas para la intubación traqueal, incluidas las famosas pinzas Magill, que siguen utilizándose hoy en día.

Estos pioneros, entre otros, sentaron las bases de la anestesia moderna. Su curiosidad, perseverancia e ingenio mejoraron la seguridad y eficacia de los procedimientos médicos, beneficiando a millones de pacientes en todo el mundo.

Lecciones aprendidas e influencia sobre la práctica actual

La historia de la anestesia está plagada de éxitos rotundos, fracasos estrepitosos, experimentos audaces y desarrollos progresivos. Al examinar esta rica historia, es posible discernir lecciones esenciales que siguen dando forma a la práctica actual. Estas lecciones trascienden el tiempo y la tecnología, recordando a los profesionales los principios fundamentales de su profesión.

1. La seguridad ante todo:
Los trágicos fracasos, como las muertes por sobredosis o errores de administración, han reforzado la necesidad de una cuidadosa evaluación y monitorización del paciente durante la anestesia. Las prácticas actuales, con sus estrictos protocolos y avanzados equipos de monitorización, reflejan esta lección.

2. La necesidad de formación continua :
A medida que se descubrían nuevos agentes y técnicas, quedó claro que la formación inicial era insuficiente. Hoy en día, la formación continua, la certificación periódica y los simulacros se han convertido en la norma, garantizando que los anestesistas estén siempre a la vanguardia de su profesión.

3. La importancia de la colaboración interprofesional
Figuras como John Snow, que trabajaba en estrecha colaboración con los cirujanos, han demostrado que la anestesia no se desarrolla en el vacío. Hoy en día, el trabajo en equipo entre anestesistas, cirujanos, enfermeras y otros profesionales sanitarios es esencial para garantizar una atención óptima al paciente.

4. Adaptabilidad ante lo desconocido :
Enfrentados a situaciones nuevas o inesperadas, los anestesistas del pasado han tenido que improvisar a menudo. Esta capacidad de adaptación sigue siendo crucial hoy en día, sobre todo en situaciones de emergencia o con pacientes que presentan retos médicos complejos.

5. Ética y consentimiento informado :

En los primeros tiempos, la anestesia se administraba a veces sin el pleno consentimiento del paciente. Los escándalos y las consecuencias resultantes han puesto de relieve la importancia crucial del consentimiento informado, una práctica ahora profundamente arraigada en los procedimientos médicos.

6. Innovación y experimentación responsables :

Aunque la audacia y la innovación han sido esenciales para el progreso de la anestesia, deben equilibrarse con un enfoque ético y responsable. Por ello, la investigación clínica moderna en anestesia está rigurosamente regulada, garantizando que los nuevos métodos sean seguros y eficaces.

7. La importancia de la comunicación y la educación :

Los pioneros de la anestesia fueron también ardientes defensores de su profesión, educando al público y a otros profesionales sanitarios sobre los beneficios y riesgos de la anestesia. Hoy en día, la comunicación con los pacientes, sus familias y el equipo médico sigue siendo una piedra angular de la práctica anestésica.

Estas lecciones del pasado no son simples relatos históricos, sino que constituyen los cimientos sobre los que descansa la práctica anestésica moderna. Recuerdan a los profesionales de hoy la seriedad de su responsabilidad y les guían en su búsqueda continua de la excelencia.

Capítulo 23

DESARROLLO PROFESIONAL

Carrera académica y formación continua

La anestesia, como especialidad médica, requiere un alto nivel de destreza, precisión y conocimientos. La formación académica y la formación continua desempeñan un papel crucial para garantizar que los profesionales de este campo estén bien equipados para proporcionar unos cuidados seguros y eficaces. He aquí una visión general de la trayectoria académica típica y de la importancia de la formación continua en esta especialidad.

1. Formación inicial :

   Estudios premédicos: Al igual que ocurre con otras profesiones médicas, un candidato a anestesista suele comenzar con una formación premédica universitaria que abarca los fundamentos de las ciencias biológicas, químicas y físicas.

   Facultad de medicina: Tras obtener un diploma premédico, los estudiantes ingresan en la facultad de medicina para realizar un curso de cuatro a seis años (dependiendo del país), donde obtienen su diploma de medicina.

2. Formación especializada :

   Prácticas: Tras la carrera de medicina, los aspirantes a anestesistas suelen acceder a un programa de prácticas de uno o dos años de duración, centrado en la práctica clínica general.

   Residencia en anestesia: Dependiendo de las prácticas, se requiere una residencia en anestesia. Ésta suele durar entre tres y cinco años y se centra exclusivamente en la anestesia y sus subespecialidades.

3. Certificación y aprobación :

Examen de certificación: Tras la residencia, los anestesistas suelen tener que pasar un examen para obtener la certificación en su especialidad.

Acreditación: Dependiendo de la jurisdicción, un anestesista puede necesitar también una acreditación o una licencia para ejercer.

4. Formación continua :

La medicina, y la anestesia en particular, es un campo en constante evolución. Regularmente surgen nuevas técnicas, fármacos y tecnologías. Para mantenerse al día:

Cursos y talleres: Las asociaciones profesionales o las instituciones académicas organizan regularmente talleres, seminarios y cursos.

Simulaciones clínicas: Con la llegada de la tecnología de simulación, los anestesistas pueden practicar escenarios complejos en un entorno seguro.

Recertificación: Algunos países o regiones exigen que los anestesistas vuelvan a certificarse cada pocos años, lo que puede implicar la superación de exámenes o la acreditación de una determinada formación continua.

Lectura e investigación: También puede fomentarse o exigirse la lectura regular de revistas profesionales y la participación en proyectos de investigación.

5. Subespecialidades :

Al igual que otros campos de la medicina, la anestesia tiene varias subespecialidades, como la anestesia pediátrica, la anestesia cardiaca o la medicina del dolor. Cada una de estas subespecialidades puede requerir una formación y certificación adicionales.

La carrera académica y profesional de un anestesista es larga y exigente. Sin embargo, este rigor garantiza que los pacientes reciban la mejor atención posible cuando se encuentran en su momento más vulnerable. La formación continua no sólo es un imperativo ético, sino que es esencial para garantizar la seguridad, la eficacia y la evolución de la práctica anestésica.

Oportunidades de especialización en el campo de la anestesia

La anestesia es un vasto campo médico que ofrece muchas oportunidades de especialización. Cada una de estas especialidades requiere una formación y unos conocimientos específicos para satisfacer las necesidades particulares de los pacientes. He aquí una visión general de las principales subespecialidades en anestesia:

1. Anestesia pediátrica :
   - Esta especialidad se centra en el tratamiento anestésico de neonatos, lactantes, niños y adolescentes.
   - Requiere un conocimiento profundo de la fisiología y las enfermedades específicas de este grupo de edad.

2. Anestesia cardíaca :
   - Se centra en los pacientes sometidos a cirugía cardiaca, incluida la cirugía de bypass y las operaciones de válvulas.
   - Los anestesistas cardíacos están formados para manejar situaciones hemodinámicas complejas y a menudo utilizan la ecocardiografía transesofágica.

3. Anestesia obstétrica :
   - Centrado en la atención a las mujeres durante el parto y el nacimiento.
   - Incluye la gestión de epidurales, anestesia raquídea y otras formas de anestesia para cesáreas.

4. Medicina del dolor :
- Se centra en la gestión y el tratamiento del dolor crónico.
- Los procedimientos suelen incluir bloqueos nerviosos, inyecciones epidurales y la implantación de bombas de fármacos.

5. Anestesia neuroquirúrgica :
- Para pacientes sometidos a cirugía cerebral o espinal.
- Se requieren conocimientos especializados en neurofisiología y técnicas de monitorización.

6. Anestesia regional y anestesia para traumatismos :
- Se centra en los bloqueos nerviosos para procedimientos específicos o para controlar el dolor tras una intervención quirúrgica.
- Útil para cirugía ortopédica y traumatológica.

7. Anestesia ambulatoria :
- Para operaciones que permiten al paciente irse a casa el mismo día.
- Requiere el dominio de técnicas que ofrezcan una recuperación rápida y minimicen los efectos secundarios.

8. Anestesia en cuidados intensivos :
- Los anestesistas están especializados en el cuidado de pacientes gravemente enfermos en unidades de cuidados intensivos.
- Gestionan la insuficiencia orgánica, los desequilibrios hemodinámicos y las complicaciones respiratorias.

9. Anestesia para el trasplante :
- Gestión de pacientes sometidos a trasplantes de órganos como hígado, corazón o riñón.
- Se requiere un profundo conocimiento de la fisiología de los órganos y de la inmunosupresión.

10. Investigación en anestesia :
- Para los interesados en la investigación académica y clínica.
- Los temas pueden abarcar desde los mecanismos de la anestesia hasta la mejora de las técnicas y los fármacos.

Estas especialidades ofrecen a los anestesistas la oportunidad de profundizar sus habilidades y conocimientos en áreas específicas, garantizando que los pacientes reciban una atención óptima según sus necesidades particulares. La especialización también permite a los anestesistas colaborar estrechamente con otros profesionales sanitarios, creando un enfoque interdisciplinar de la atención al paciente.

Trabajo en red, tutoría y liderazgo en anestesia

La anestesia, al igual que otras especialidades médicas, está en constante evolución. Para desarrollarse y progresar en este campo, es esencial cultivar las relaciones profesionales, adoptar un papel de liderazgo y beneficiarse de los buenos consejos de los mentores. Veamos estos tres pilares:

1. Creación de redes :
- Importancia :
    - La creación de redes le permite conocer a colegas, compartir conocimientos y experiencias y acceder a oportunidades profesionales y de investigación.
    - También facilita el acceso a los recursos, la formación y las innovaciones en este campo.

Cómo hacerlo:

Conferencias y seminarios: Asista a conferencias nacionales e internacionales sobre anestesia para conocer a expertos y compañeros.

Asociaciones profesionales: Pertenencia a organizaciones como la Société d'Anesthésie et de Réanimation u organismos internacionales equivalentes.

Redes sociales profesionales: Utilice plataformas como LinkedIn o foros especializados para intercambiar ideas con colegas de todo el mundo.

2. Tutoría :

Importancia :

Un mentor proporciona consejos, comparte experiencias y guía el desarrollo profesional del alumno.

La tutoría ayuda a tomar decisiones, a afrontar los retos profesionales y a adquirir competencias avanzadas.

Cómo encontrarlo :

Programas institucionales: Algunos hospitales o instituciones académicas ofrecen programas formales de tutoría.

Aplicación directa: Si admira a un profesional por su experiencia, no dude en pedirle un papel de mentor.

Grupos de debate y talleres: Pueden ser una oportunidad para conocer a posibles mentores.

3. Liderazgo :

Importancia :

- Las habilidades de liderazgo permiten a los anestesistas dirigir equipos, mejorar los procesos clínicos y contribuir al desarrollo del campo.
- Un buen jefe de anestesia puede influir positivamente en el progreso de las operaciones, la seguridad del paciente y el bienestar del equipo.

Cómo desarrollarlo :

- **Formación específica**: Participación en programas o seminarios centrados en el liderazgo médico.
- **Compromiso**: Participación activa en comités, grupos de trabajo y proyectos de investigación del hospital.
- **Escucha y comunicación**: Cultivar estas habilidades es esencial para comprender las necesidades del equipo y tomar decisiones con conocimiento de causa.

En resumen, la combinación de trabajo en red, tutoría y liderazgo es crucial para cualquier anestesista que desee sobresalir en su carrera. No sólo permite el desarrollo profesional, sino que también contribuye significativamente al avance de la especialidad y a la mejora de la atención al paciente.

Capítulo 24

INNOVACIONES TECNOLÓGICAS EN ANESTESIA

La aparición de la anestesia guiados por la inteligencia artificial

La llegada de la inteligencia artificial (IA) está poniendo patas arriba el mundo de la medicina, y el campo de la anestesia no es una excepción. Desde los sistemas automatizados hasta los algoritmos analíticos, la IA promete revolucionar la forma en que se prestan los cuidados anestésicos. Echemos un vistazo a este apasionante desarrollo.

1. Antecedentes históricos:

   Nacimiento de la IA médica: Los primeros pasos hacia el uso de la IA en medicina se dieron en la década de 1960 con los sistemas de ayuda al diagnóstico.

   Adopción creciente: En las últimas décadas, la IA se ha abierto camino en diversas especialidades médicas, desde la radiología a la cardiología, gracias a los avances tecnológicos.

2. IA en anestesia :

   Sistemas automatizados : Se han desarrollado dispositivos para administrar agentes anestésicos en función de parámetros fisiológicos, optimizando la dosis y reduciendo el riesgo de error.

   Análisis predictivo: Gracias a la IA, ahora es posible analizar miles de datos en tiempo real para anticipar posibles complicaciones durante una operación.

   Tratamiento del dolor: Los algoritmos pueden ayudar a predecir la respuesta de un paciente a distintos analgésicos, lo que permite un tratamiento más preciso del dolor postoperatorio.

3. Ventajas :

Mayor precisión: la IA puede procesar cantidades astronómicas de datos a una velocidad fenomenal, mejorando la precisión de las decisiones clínicas.

Mayor seguridad: los sistemas de IA pueden identificar rápidamente las anomalías, reduciendo el riesgo de complicaciones.

Optimización del tiempo: El anestesista puede concentrarse en otros aspectos de la atención al paciente, confiando ciertas tareas repetitivas a la IA.

4. Retos y preocupaciones :

Fiabilidad: Como cualquier herramienta tecnológica, la IA no es infalible. Su dependencia de datos correctos y completos es crucial.

Ética: ¿Quién es responsable en caso de error de un sistema de IA? ¿Cómo puede garantizarse la confidencialidad de los datos de los pacientes?

Formación: La integración de la IA en la anestesia requiere una formación específica de los profesionales para garantizar un uso óptimo.

5. Perspectivas de futuro :

Atención personalizada: Con los avances de la IA, será posible ofrecer una anestesia aún más personalizada basada en el perfil genético, fisiológico e histórico de cada paciente.

Colaboración hombre-máquina: en lugar de sustituir a los anestesistas, la IA se posiciona como una herramienta de asistencia que permite tomar decisiones conjuntas y optimizadas.

Investigación e innovación: la IA abre la puerta a nuevos métodos de investigación, ofreciendo conocimientos sin precedentes y facilitando el desarrollo de nuevas técnicas y fármacos anestésicos.

La integración de la inteligencia artificial en la anestesia es el amanecer de una nueva era. Aun reconociendo su inmenso potencial, es esencial abordar esta transición con cautela, situando siempre el bienestar y la seguridad del paciente en el centro de nuestras preocupaciones.

Nuevos sistemas y equipos de anestesia

La tecnología médica evoluciona rápidamente y el campo de la anestesia no es una excepción. Las recientes innovaciones en dispositivos y equipos pretenden mejorar la seguridad del paciente, la precisión de la administración de fármacos y la comodidad y eficacia del trabajo del anestesista. He aquí un resumen de algunos de los avances más significativos.

1. Sistemas automatizados de administración de fármacos :
   - **Bombas inteligentes** : Estas bombas pueden programarse para administrar dosis específicas de anestésico a intervalos precisos, lo que reduce el riesgo de error humano.
   - **Sistemas de retroalimentación en tiempo real**: Algunos dispositivos modernos son capaces de ajustar automáticamente la dosis de anestésico en función de parámetros fisiológicos como la presión sanguínea o la saturación de oxígeno.

2. Dispositivos avanzados de gestión de la vía aérea :
   - **Videolaringoscopios**: Estos dispositivos utilizan una pequeña cámara para ver la tráquea, lo que facilita la intubación, sobre todo en casos difíciles.
   - **Mascarillas de intubación supraglótica**: Las versiones mejoradas de estas mascarillas ofrecen un mejor sellado y reducen el riesgo de aspiración.

3. Monitores de pacientes mejorados :

Monitores multiparamétricos: Estos dispositivos consolidan varias mediciones vitales en una sola pantalla, proporcionando una visión completa del estado del paciente.

Capnografía: Los nuevos modelos de capnógrafo ofrecen gráficos más precisos y alertas en tiempo real para controlar la ventilación del paciente.

4. Sistemas de análisis de gases espirados :

Estos dispositivos miden las concentraciones de varios gases en el aire exhalado del paciente, proporcionando información sobre el metabolismo, la perfusión y la ventilación.

5. Estimuladores nerviosos periféricos :

Utilizados para localizar con precisión los nervios antes de los bloqueos nerviosos, estos dispositivos han experimentado una mejora en su precisión y facilidad de uso.

6. Sistemas de realidad aumentada :

Las gafas de realidad aumentada pueden guiar a los anestesistas durante procedimientos complejos, como la inserción de un catéter epidural, superponiendo imágenes anatómicas a la vista real.

7. Dispositivos portátiles :

Los monitores compactos y portátiles pueden utilizarse ahora para monitorizar a los pacientes fuera del quirófano, por ejemplo durante el transporte.

8. Sistemas de información en anestesia :

Estos sistemas digitales centralizan los datos de los pacientes, facilitan la documentación e incluso pueden integrarse con los historiales médicos electrónicos para mejorar la coordinación asistencial.

La tecnología de la anestesia evoluciona constantemente con el objetivo de mejorar la calidad y la seguridad de los cuidados. Aunque estas innovaciones son prometedoras, requieren una formación continua de los profesionales para garantizar que se utilizan de la forma más segura posible.

Telemedicina y su papel en la anestesia

La telemedicina, definida como la prestación de servicios médicos a distancia mediante tecnologías de la información y la comunicación, ha crecido exponencialmente en los últimos años. En el campo de la anestesia, ofrece oportunidades únicas para mejorar el acceso a la asistencia, la calidad y la eficacia. He aquí una visión general de su papel en la anestesia.

1. Evaluación preoperatoria a distancia :
   - Las consultas preanestésicas pueden realizarse por videoconferencia, para evaluar el estado general del paciente, elaborar su historial médico y prepararle para la operación.
   - Estas evaluaciones son especialmente útiles para los pacientes que viven muy lejos de los centros médicos o que tienen dificultades para desplazarse.

2. Seguimiento postoperatorio :
   - Después de la cirugía, la telemedicina puede utilizarse para supervisar la evolución de los pacientes, evaluar su dolor, ajustar los tratamientos analgésicos y responder a cualquier pregunta o preocupación que puedan tener.

3. Formación y educación :
   Las plataformas de telemedicina facilitan la formación continua de los anestesistas, permitiendo intercambios en tiempo real con expertos, seminarios en línea e incluso simulaciones.

4. Asistencia en tiempo real :
   En zonas remotas o donde no hay especialistas, un anestesista puede guiar a un profesional sanitario con menos experiencia a través de la telemedicina durante un procedimiento, ofreciendo asesoramiento y experiencia en tiempo real.

5. Coordinación con otros especialistas :
   La telemedicina facilita la colaboración entre anestesistas y otros especialistas (cardiólogos, neumólogos, etc.) para una atención multidisciplinar, especialmente en el caso de pacientes con comorbilidades complejas.

6. Monitorización remota :
   Algunos equipos permiten transmitir en tiempo real los parámetros vitales de un paciente a un centro de monitorización, donde un anestesista puede intervenir si los estándares se desvían.

7. Acceso a bases de datos y herramientas de apoyo a la toma de decisiones :
   Los sistemas de telemedicina pueden integrarse con las bases de datos médicas, proporcionando a los anestesistas información actualizada y herramientas para la toma de decisiones durante un procedimiento.

Retos y consideraciones éticas :
   La telemedicina en anestesia, como en otras especialidades, plantea cuestiones sobre la confidencialidad de los datos, la seguridad de la información transmitida y la responsabilidad médica.

Es esencial que las plataformas utilizadas cumplan las normas y reglamentos de seguridad vigentes.

La telemedicina ofrece oportunidades considerables para mejorar la práctica de la anestesia, especialmente en las zonas desatendidas. Sin embargo, su adopción requiere una formación adecuada de los profesionales, una infraestructura tecnológica robusta y una normativa clara que garantice una atención segura y eficaz.

Capítulo 25

EL FUTURO DE LA ANESTESIA

Innovaciones tecnológicas y su impacto

La anestesia, como muchos otros campos de la medicina, evoluciona constantemente gracias a las innovaciones tecnológicas. Estos avances están transformando la forma de llevar a cabo los procedimientos anestésicos, mejorando la seguridad de los pacientes y aumentando la eficacia del personal médico.

1. Supervisión avanzada :
   - **Dispositivos no invasivos**: Innovaciones como la medición continua no invasiva de la presión arterial y la saturación de oxígeno cerebral permiten una monitorización en tiempo real sin los inconvenientes de los dispositivos invasivos.
   - **Ecografía** en el punto de atención: Convertida en una herramienta esencial en anestesia, la ecografía en el punto de atención facilita la visualización de estructuras anatómicas, sobre todo al realizar bloqueos nerviosos o insertar catéteres.

2. Anestesia informatizada :
   - **Los sistemas de administración de anestesia asistida por ordenador** permiten una administración más precisa de los agentes anestésicos, ajustando la dosis en tiempo real según las necesidades del paciente.

3. Sistemas de información sobre anestesia (SIA) :
   - Estos sistemas centralizan los datos de los pacientes, facilitan la documentación, optimizan la facturación y pueden integrarse con los historiales médicos electrónicos, lo que mejora la coordinación asistencial.

4. Inteligencia artificial y aprendizaje automático :

Estas tecnologías están empezando a integrarse en la anestesia, por ejemplo para predecir riesgos o complicaciones en un paciente, orientar la toma de decisiones u optimizar el tratamiento del dolor postoperatorio.

5. Realidad aumentada y realidad virtual :

Estas herramientas pueden utilizarse para la formación y la simulación, permitiendo a los anestesistas practicar procedimientos complejos en un entorno virtual seguro.

La realidad virtual también se está estudiando como medio para reducir la ansiedad preoperatoria de los pacientes, sumergiéndolos en entornos tranquilizadores.

6. Wearables y objetos conectados :

Los dispositivos vestibles pueden controlar las constantes vitales de los pacientes tras una operación, transmitiendo los datos en tiempo real a los profesionales sanitarios y permitiendo una intervención rápida en caso de anomalía.

7. Robótica en anestesia :

Aunque la robótica se asocia principalmente a la cirugía, también pueden utilizarse guías robóticas o asistentes robóticos para realizar ciertas tareas en anestesia, como preparar y administrar la medicación.

Impacto de las innovaciones :

Mayor seguridad: Una mayor supervisión y unos dispositivos más precisos reducen el riesgo de errores y complicaciones.

Optimización del tiempo: los sistemas automatizados o asistidos liberan tiempo, lo que permite a los anestesistas concentrarse en otros aspectos de la asistencia.

Formación mejorada: La simulación, la realidad virtual y otras herramientas tecnológicas ofrecen oportunidades de formación más variadas y completas.

Atención personalizada: Las herramientas de análisis de datos nos permiten comprender mejor las necesidades específicas de cada paciente y ajustar la atención en consecuencia.

Las innovaciones tecnológicas en anestesia están allanando el camino hacia unos cuidados más seguros, eficaces y personalizados. Sin embargo, requieren una formación continua de los profesionales, la adaptación de los protocolos y una evaluación constante para garantizar que se utilizan de forma óptima.

Investigación y desarrollo en anestesia

La investigación y el desarrollo (I+D) desempeñan un papel crucial en la evolución y la mejora de la anestesia. Aunque la anestesia ha recorrido un largo camino desde sus inicios, se sigue trabajando para perfeccionar las técnicas, mejorar la seguridad de los pacientes y optimizar los resultados quirúrgicos. He aquí una visión general de la I+D en anestesia.

1. Nuevos agentes anestésicos :

Objetivo: Desarrollar fármacos que ofrezcan una inducción y una recuperación más rápidas, sean menos tóxicos y tengan menos efectos secundarios.

Progresos actuales: Se están realizando estudios sobre agentes dirigidos a vías neuronales específicas, minimizando así los efectos secundarios y garantizando al mismo tiempo una anestesia adecuada.

2. Métodos de administración :
El objetivo de la investigación es mejorar la precisión de la administración de fármacos, reducir los errores y garantizar una anestesia coherente y adaptada al paciente.

El uso de bombas y dispositivos automatizados para controlar con precisión la administración de agentes anestésicos es un campo en rápido crecimiento.

3. Mejora de la supervisión :
El objetivo es realizar un seguimiento más exhaustivo y preciso de los pacientes, lo que permitirá la detección precoz de posibles complicaciones.

Las tecnologías emergentes, como los monitores de oxigenación cerebral y los ecógrafos portátiles, se están estudiando por su utilidad en anestesia.

4. Técnicas no farmacológicas :
La I+D también está explorando métodos no farmacológicos para inducir la anestesia o la sedación, como la estimulación magnética transcraneal.

5. Anestesia personalizada :
Con la llegada de la medicina personalizada, se está investigando para adaptar la anestesia a la genética y la fisiología individuales del paciente.

6. Seguridad y calidad :
La investigación sobre errores médicos, complicaciones y medidas preventivas es esencial para mejorar la seguridad en la anestesia.

7. Anestesia en condiciones especiales :
   La I+D también está estudiando la anestesia en situaciones específicas, como emergencias extremas, catástrofes naturales o condiciones de escasos recursos.

8. Impacto medioambiental :
   Algunos agentes anestésicos tienen un potencial de calentamiento global. La investigación se dirige a desarrollar alternativas más respetuosas con el medio ambiente.

9. Colaboración interdisciplinar :
   La I+D en anestesia no está aislada. Colabora con otros campos como la farmacología, la neurología, la biotecnología, la ingeniería médica y otras especialidades para desarrollar soluciones innovadoras.

La investigación y el desarrollo en anestesia tienen como objetivo mejorar constantemente la atención al paciente. Mediante la exploración de nuevas técnicas, medicamentos y tecnologías, y la colaboración con otras disciplinas, la anestesia sigue avanzando hacia unos cuidados más seguros, eficaces y personalizados para los pacientes de todo el mundo.

La visión del futuro :
la enfermera anestesista del mañana

La anestesia, al igual que otras áreas de la medicina, está en constante evolución, impulsada por los avances tecnológicos, los descubrimientos científicos y las necesidades cambiantes de la sociedad. En esta trayectoria de progreso, el papel de la enfermera anestesista está abocado a evolucionar y adaptarse.

Echemos un vistazo más de cerca a cómo podría ser el enfermero anestesista del mañana.

1. Integración de tecnología avanzada :
   • La enfermera anestesista del mañana probablemente se sentirá aún más cómoda con las tecnologías de vanguardia, utilizando herramientas como la inteligencia artificial para la monitorización de los pacientes, la telemedicina para las consultas y la realidad aumentada para la formación continua.

2. Experiencia multidisciplinar :
   • La creciente complejidad de los casos, con pacientes que presentan múltiples comorbilidades, requerirá conocimientos especializados en varias disciplinas. Las enfermeras anestesistas podrían tener conocimientos avanzados en cardiología, neurología o farmacología, por ejemplo.

3. Centrado en el paciente :
   • La tendencia hacia unos cuidados más personalizados continuará. El enfermero anestesista del mañana estará altamente capacitado para comprender y responder a las necesidades individuales de los pacientes, incorporando al plan anestésico factores como la genética, el estilo de vida y las preferencias personales.

4. Líder y educador :
   • Además de la atención directa, la enfermera anestesista desempeñará un papel de mayor liderazgo dentro de los equipos médicos, ayudando a desarrollar protocolos, formar a las nuevas generaciones y sensibilizar a la opinión pública sobre cuestiones relacionadas con la anestesia.

5. Adaptabilidad y resistencia :
   - Enfrentados a un entorno médico en constante cambio, la capacidad de adaptarse rápidamente a nuevas situaciones, ya sea una pandemia, un avance tecnológico o un nuevo medicamento, será esencial.

6. Compromiso con la sostenibilidad :
   - Aumentará la preocupación por el medio ambiente y la sostenibilidad. Esto significa que la enfermera anestesista participará en la toma de decisiones que minimicen el impacto medioambiental, ya sea mediante la elección de medicamentos, el uso de equipos ecorresponsables o la adopción de prácticas sostenibles.

7. Ética y humanismo :
   - A pesar de los avances tecnológicos, el aspecto humano de la asistencia seguirá estando en el centro de la profesión. La capacidad de interactuar con empatía, comprender los dilemas éticos y defender los derechos de los pacientes será de vital importancia.

El futuro de la enfermera anestesista se presenta prometedor, marcado por la innovación, la especialización y un profundo sentido de la humanidad. Estos profesionales sanitarios seguirán siendo pilares esenciales del viaje quirúrgico del paciente, garantizando la seguridad, la comodidad y el respeto de cada individuo.

Capítulo 26

RECURSOS Y REFERENCIAS ADICIONALES

Libros de referencia y artículos clave

La anestesia es un campo vasto y en constante evolución. Para proporcionar una formación adecuada y mantenerse al día de los últimos descubrimientos y técnicas, es esencial consultar libros y artículos de referencia. He aquí una lista no exhaustiva de las obras esenciales en este campo:

Libros de referencia :
- **Anestesia de Miller** por Ronald D. Miller et al.
    - Un libro imprescindible para todos los profesionales de la anestesia. Este libro ofrece una cobertura exhaustiva de la disciplina, desde las bases fundamentales hasta las aplicaciones clínicas.
- **Fundamentos de la anestesia** por Robert K. Stoelting y Ronald D. Miller.
    - Una introducción concisa y clara a la práctica de la anestesia, ideal para principiantes o como guía de repaso.
- **Anestesia clínica** por Paul G. Barash, Bruce F. Cullen y Robert K. Stoelting.
    - Una guía detallada de los aspectos clínicos de la anestesia, en la que se destacan las últimas técnicas y recomendaciones.
- **Anestesiología clínica de Morgan & Mikhail** por John F. Butterworth, David C. Mackey y John D. Wasnick.
    - Otro libro esencial que ofrece una visión completa de los aspectos clínicos de la anestesia.
- **Anestesia y enfermedad coexistente** por Robert K. Stoelting y Stephen F. Dierdorf.
    - Una guía especializada para el manejo de pacientes con comorbilidades, que ofrece

estrategias anestésicas adaptadas a cada patología.

Artículos clave :
Es difícil hacer una lista de artículos específicos, ya que la investigación en anestesia se actualiza constantemente. No obstante, a continuación se indican algunas revistas de referencia en las que se pueden encontrar artículos esenciales:

- **Anesthesiology** - La revista oficial de la Sociedad Americana de Anestesiólogos. Publica investigaciones clínicas y experimentales, revisiones y artículos educativos.
- **British Journal of Anaesthesia** - Revista internacional que cubre todos los aspectos de la anestesia.
- **Anestesia y Analgesia** - Publica investigaciones sobre la práctica clínica, la educación y la política relacionadas con la anestesia.
- **European Journal of Anaesthesiology** - Se centra en la investigación clínica y básica en anestesia, cuidados intensivos y medicina del dolor.

Consejo: La literatura médica evoluciona rápidamente, por lo que es esencial consultar con regularidad bases de datos médicas como PubMed o Medline, y asistir a congresos profesionales para estar al día de las últimas publicaciones clave.

Libros de referencia :

- **Précis d'anesthésie et de réanimation** de Olivier Fourcade, Bernard Geeraerts y Pierre Coriat.
  - Una referencia en anestesia y reanimación, que abarca tanto los fundamentos como las aplicaciones clínicas.
- Anestesia y reanimación en cirugía cardiaca por Gilles Gueret y Pascal Rozec.

- Este libro se centra en la anestesia cardiaca, un subcampo especialmente especializado y complejo.
- **Farmacología en anestesiología** por Serge Molliex, Bruno Riou y Olivier Fourcade.
  - Una guía de los fármacos y agentes utilizados en anestesia, que ofrece una visión general de su farmacodinámica, farmacocinética y efectos secundarios.
- **Anestesia de urgencia** por Yannick Le Manach, Pierre-Géraud Claret y Thomas Fuchs-Buder.
  - Un libro que aborda las situaciones de emergencia en anestesia, proporcionando protocolos y recomendaciones.
- **Anestesia pediátrica** por Gérard Pons y Véronique Gauthier-Moulinier.
  - Este libro examina las particularidades de la anestesia en niños, una disciplina por derecho propio.

Artículos clave :
La investigación en anestesia es dinámica y constante. Para los artículos, es aconsejable seguir las principales revistas médicas francófonas. He aquí algunas sugerencias:
- **Annales Françaises d'Anesthésie et de Réanimation** - Revista de referencia para los anestesistas francófonos. Publica investigaciones, revisiones y recomendaciones.
- **La Revue des SAMU** - Aunque se centra principalmente en la medicina de urgencias, también cubre temas relevantes en anestesia.
- **Dolor: Evaluación - Diagnóstico - Tratamiento** - Revista especializada en el tratamiento del dolor, incluidos los aspectos relacionados con la anestesia.

Consejo: Al igual que ocurre con los libros en inglés, la investigación médica evoluciona rápidamente. Por ello, es aconsejable consultar regularmente bases de datos como PubMed (aunque los artículos estén principalmente en inglés, las búsquedas específicas pueden ayudarle a encontrar artículos en francés), y asistir a conferencias y cursos de formación en francés para mantenerse al día.

Organizaciones profesionales y conferencias

Las organizaciones profesionales desempeñan un papel fundamental en la formación continua, la actualización de protocolos y la promoción de la investigación en anestesia. He aquí algunas de las principales organizaciones y conferencias francófonas en este campo.

Organizaciones profesionales :
- **Société Française d'Anesthésie et de Réanimation (SFAR):** Es la principal organización de anestesistas de Francia. Ofrece recomendaciones, formación y eventos durante todo el año.
- **Collège National des Anesthésistes Réanimateurs Libéraux (CNARL):** representa a los anestesistas de práctica privada.
- **Association des Anesthésiologistes du Québec (AAQ):** representa a los anestesiólogos de Quebec y ofrece programas de formación continua.
- **Société Belge d'Anesthésie et de Réanimation (SBAR):** Organización que representa a los anestesistas en Bélgica y que también ofrece programas de formación.

Conferencias notables :

- **Congreso anual de la SFAR**: Es el principal acontecimiento para los anestesistas en Francia. Ofrece multitud de conferencias, talleres y sesiones sobre los últimos avances en la materia.
- **Journées Franco-Suisses d'Anesthésie**: Un encuentro anual entre anestesistas de Francia y Suiza.
- **Congreso de la** AAQ: La AAQ reúne a anestesiólogos de Quebec y de otros lugares para debatir los últimos avances y las mejores prácticas.
- **Jornadas belgas de anestesia**: Organizadas por la SBAR, estas jornadas reúnen a profesionales de Bélgica y de los países vecinos.
- **Renc'AR**: Una reunión anual de anestesia y cuidados intensivos dedicada a la práctica diaria y a las innovaciones.

Además de estos congresos específicamente francófonos, hay muchos eventos internacionales en los que el inglés es el idioma principal, pero que también son relevantes para los anestesistas francófonos. Estos eventos, como el congreso de la Sociedad Europea de Anestesiología, pueden ser una excelente oportunidad para intercambiar con colegas de todo el mundo y conocer los avances internacionales en el campo de la anestesia.

Redes y comunidades profesionales

En el ámbito médico, y más concretamente en el de la anestesia, la creación de redes y la pertenencia a comunidades profesionales son esenciales. Permiten a los profesionales intercambiar conocimientos, compartir experiencias, conocer los últimos avances, encontrar oportunidades de formación continua y colaborar en proyectos de investigación.

¿Por qué es importante trabajar en red?

- **Intercambiar conocimientos**: Hablar con colegas le permite conocer nuevas técnicas, nuevos protocolos y los últimos avances en cuidados y tratamientos.
- **Oportunidades profesionales**: La creación de redes puede conducir a oportunidades laborales, invitaciones a conferencias o colaboraciones en investigación.
- **Apoyo profesional y emocional**: Los retos clínicos pueden ser estresantes. Hablar con colegas que hayan pasado por experiencias similares puede ofrecer apoyo y perspectivas diferentes.

¿Dónde y cómo trabajar en red?

- **Conferencias y congresos**: Asistir a congresos profesionales es una de las mejores formas de conocer a colegas e intercambiar ideas.
- **Talleres y cursos de formación**: A menudo brindan la oportunidad de trabajar en pequeños grupos y estrechar lazos con otros profesionales.
- **Comunidades en línea**: foros, grupos de Facebook, LinkedIn y otras plataformas sociales ofrecen espacios para intercambiar ideas, plantear preguntas y compartir recursos.
- **Asociaciones y sociedades profesionales**: Unirse a una organización profesional es esencial para cualquier anestesista. Estos grupos suelen ofrecer valiosos recursos, eventos de formación y oportunidades de voluntariado.

Comunidades profesionales notables en anestesia :

- **Société Française d'Anesthésie et de Réanimation (SFAR)**: Además de sus conferencias, la SFAR ofrece talleres, grupos de trabajo y recursos en línea para sus miembros.

- **Foro Anestesia-Recuperación**: se trata de un foro en línea en el que los anestesistas pueden debatir cuestiones clínicas, compartir experiencias y pedir consejo.
- **Grupos de interés especial**: Existen muchos grupos de interés especial, como los que se centran en la anestesia pediátrica, el tratamiento del dolor o la anestesia obstétrica.

Por último, el trabajo en red en anestesia no es sólo una oportunidad para aprender, sino también para contribuir. Compartir sus propias experiencias y conocimientos puede ayudar a otros profesionales y enriquecer a la comunidad en su conjunto.